高等学校医学类应用型示范专业实验教学教材

外科手术实训

主　编　孙国贵　刘俊杰
副主编　邢凤梅
编　委　（按姓名汉语拼音排序）
　　　　李　丹（华北理工大学临床医学院）
　　　　刘春晖（华北理工大学附属医院）
　　　　刘俊杰（华北理工大学临床医学院）
　　　　孙国贵（华北理工大学附属医院）
　　　　王长友（华北理工大学附属医院）
　　　　王婧瑶（华北理工大学临床医学院）
　　　　王　亮（华北理工大学附属医院）
　　　　王一超（华北理工大学临床医学院）
　　　　邢凤梅（华北理工大学临床医学院）
　　　　杨光华（华北理工大学附属医院）
　　　　于笑涵（华北理工大学临床医学院）
　　　　张婧曦（华北理工大学临床医学院）
　　　　赵济华（华北理工大学临床医学院）

北京大学医学出版社

WAIKE SHOUSHU SHIXUN

图书在版编目（CIP）数据

外科手术实训 / 孙国贵，刘俊杰主编． -- 北京：北京大学医学出版社，2025.1. -- ISBN 978-7-5659-3261-8

I. R61

中国国家版本馆CIP数据核字第2024NT2669号

外科手术实训

主　　编：孙国贵　刘俊杰
出版发行：北京大学医学出版社
地　　址：（100191）北京市海淀区学院路38号　北京大学医学部院内
电　　话：发行部 010-82802230；图书邮购 010-82802495
网　　址：http://www.pumpress.com.cn
E-mail：booksale@bjmu.edu.cn
印　　刷：北京信彩瑞禾印刷厂
经　　销：新华书店
责任编辑：郭　颖　　　责任校对：靳新强　　　责任印制：李　啸
开　　本：850 mm×1168 mm　1/16　　印张：7　　字数：203千字
版　　次：2025年1月第1版　2025年1月第1次印刷
书　　号：ISBN 978-7-5659-3261-8
定　　价：25.00元
版权所有，违者必究
（凡属质量问题请与本社发行部联系退换）

前言

外科手术实训是外科学的重要组成部分，也是医学院校本科生重要的核心技能课程。该课程主要讲述无菌操作技术、外科手术基本操作技术及动物手术，是医学生进入临床必备的基础课程。临床手术种类繁多，手术的大小、范围以及复杂程度千差万别，但手术的基本操作是一致的，涵盖切开、止血、分离、结扎、缝合等基本步骤。本书编写团队依据医学教育的培养目标，强化基本理论、基础知识、基本技能（三基）的教学理念，加强对学生基本技能和动手能力的培养，遵循实用的原则，精心编写了本教材，可供临床医学、口腔、麻醉、影像、预防、护理等专业的外科手术实训课程教学使用。

本书内容力求通俗易懂，通过详尽的讲述和直观的图解，使学生不仅能够理解理论知识，更能轻松掌握实际操作技能。全书主要讲述外科常用手术器械及使用方法、无菌技术、外科手术基本操作等内容。考虑到外科换药和清创术也是外科常用的操作技术，本书一并予以介绍。为了利于学生更好地学习外科手术实训课程，同时为了拓宽学生的视野，本书还介绍了手术学的发展简史、围手术期处理的要点、实验动物的相关知识等。本书通俗、直观、实用，能够满足外科手术实训课程教学和学习的实际需要。

本书的编写得到了北京大学医学出版社及华北理工大学有关部门的大力支持，在此一并致谢！由于编者水平有限，书中难免存在不足之处，诚望读者在使用过程中，积极反馈宝贵意见和建议，以便我们不断完善。

编　者

目 录

第一部分 外科基本操作

第一章 绪论 ······2
  一、外科手术学概述 ······2
  二、手术对机体的影响 ······3
  三、手术的分类 ······4
  四、围手术期 ······5
  五、术后处理 ······9
  六、影响手术切口愈合的因素 ······14
  七、外科手术切口分类及愈合级别 ······14
  八、手术记录的要求和格式 ······15
第二章 外科常用手术器械及使用方法 ······17
  一、手术刀 ······17
  二、手术剪 ······19
  三、血管钳 ······21
  四、手术镊 ······22
  五、持针钳 ······23
  六、其他常用钳类器械 ······24
  七、牵引器 ······25
  八、吸引器 ······25
  九、缝针 ······26
  十、缝线 ······27
  十一、敷料 ······29
  十二、手术机器人 ······29
第三章 无菌技术 ······31
  一、概述 ······31
  二、术前准备 ······35
  三、手术过程中的无菌原则 ······47
  四、手术人员职责和位置 ······48
  五、手术室管理规定 ······49

第四章　外科手术基本操作 ······ 54
　　一、切开与止血 ······ 54
　　二、结扎 ······ 59
　　三、缝合 ······ 64
　　四、拆线 ······ 69

第五章　外科换药 ······ 72
　　一、外科换药概述 ······ 72
　　二、外科换药常用物品 ······ 74
　　三、外科换药操作流程 ······ 76

第六章　清创术 ······ 81
　　一、伤口分类 ······ 81
　　二、清创时限 ······ 81
　　三、麻醉 ······ 82
　　四、清创 ······ 82
　　五、清创要点 ······ 84

第二部分　动物手术

第七章　手术学常用实验动物 ······ 88
　　一、常用实验动物的应用解剖 ······ 88
　　二、动物的捕捉和固定 ······ 89

第八章　犬盲肠（家兔蚓突）切除术 ······ 91

第九章　离体猪肠端-端吻合术 ······ 94

第十章　胃肠壁伤口修补术 ······ 96

第十一章　脾切除术 ······ 98

第十二章　胃大部切除术 ······ 100

参考文献 ······ 104

外科基本操作

第一部分

第一章 绪 论

【学习目的和要求】
1. 掌握手术的分类。
2. 掌握围手术期患者的管理。
3. 理解外科手术学的基本概念。
4. 了解外科手术学发展简史。

一、外科手术学概述

外科手术学（operative surgery）是在解剖学和生理学基础上研究外科手术的理论、方法和技巧的一门学科。手术是指用各种器械和仪器对伤病的机体组织或器官进行切除、修补、重建或移植等，以解除患者的痛苦，达到治疗的目的。外科手术学有时也作为检查诊断的方法，例如各种活检术与剖腹探查术等，以提高对疾病的诊断率。

近年来随着新技术的发展，许多新型仪器被用于外科手术治疗，如通过腹腔镜摘除胆囊、通过激光手术治疗前列腺增生症、通过伽马刀（^{60}钴）治疗颅内肿瘤、通过介入放射治疗心血管疾病或经颈静脉肝内门体静脉分流术（transjugular intrahepatic portosystemic shunt，TIPS）治疗肝硬化门脉高压症等，手术机器人达·芬奇等的广泛应用，给患者减轻了痛苦，带来了希望，提高了他们的生活质量。

外科手术实训课程是传授相关手术基础知识和基本理论的一门医学桥梁课程，主要通过实验室教学和动物实验，使学生建立并强化无菌观念，牢固掌握无菌技术及切开、止血、结扎、分离、缝合等基本手术操作技术，对于培养医学生认真、严谨的科学态度和实事求是的医疗作风以及临床实际动手能力，起着至关重要的作用。

外科手术学发展史同样是人类长期同疾病作斗争的经验总结，其发展进步同社会生产力的发展和科学技术的进步密切相关。19世纪之前，外科非常落后，疼痛、感染、出血等主要基本问题未得到解决，限制了手术的数量和范围，也限制了手术学的发展。解剖学的发展和麻醉法、防腐法及无菌法的应用，对19世纪末、20世纪初期手术学的快速发展起到了决定性的作用，外科手术治疗发生了革命性的变化。手术部位由体表进入体内，手术种类由单一走向多样，手术难度由简单变为复杂，手术范围由局部扩展至器官或系统。1954年，在美国波士顿的布里格姆医院，约瑟夫·默里（Joseph Murray）医生进行了世界上首例双生子间的肾移植手术，并获得成功，开辟了器官移植的新纪元。1967年12月，南非的Christian Barnard进行了首例心脏移植手术。20世纪80年代以后，更多的新技术成果被应用于普通外科领域，加快了其发展的步伐。特别是介入放射学的开展，应用显微导管进行超选择性血管插管，不但将诊断，同时也将治疗深入到病变的内部结构。现在各种形式的"介入"已经兴起，并有取代外科医生之手的倾向。内镜手术方法的应用，使得不开腹的腹腔外科由幻想变为现实，内镜技术的发展终于使外科诊疗有了"绿色通道"来实施。1987年，法国医生菲利普·莫略特（Phillip Mouret）在腹腔镜下完成了首例胆囊切除术，奠定了腹腔镜外科的基础，现正以不可遏止的势头迅速扩展到胃、肠、肝、胰等腹腔其他器官的手术中。总而言之，包括腹腔镜在内的各种内镜的临床应用，使外科医生的"眼"和"手"在保持体腔相对完整的前提下到达了身体的最深部位，从而使外科治疗超越了传统手术的范畴。传统意义上的手术禁区已不存在，如今的外科在追求手术成功的前提下，更加强调微创及术后患者生活质量的提高。

外科手术学是学习外科基础知识、基本技能和基本理论的临床基础课程，是医学生从学习医学基础课过渡到临床课，直至成为临床医师的重要阶段。学好外科手术学，特别是熟练掌握无菌技术和手术基本操作，是判定学生在手术学学习中是否达到合格的重要标准，也是完成好各临床学科相关内容实习的保证。

手术是外科治疗中的重要环节，但不是外科治疗的全部。手术治疗的效果，不仅在于手术方法、操作技术是否正确，而且与明确的诊断和适应证、良好的麻醉、术前准备及术后处理息息相关。一个成功的手术，在治疗全过程中必须配合药物、营养和其他治疗方法。因此，必须正确认识手术在外科治疗中的地位，既要充分肯定手术在外科治疗中的重要作用，又要反对"外科就是手术"等手术至上的错误观点。

手术均有一定的创伤性和危险性，而外科手术又有很强的实践性，必须多学多练才能掌握，但不可能初学时就在患者身上练习，所以在手术学实践操作中，要尽可能多地选择腹壁结构与人体相关度很高的动物，模拟人体的手术操作，通常选用大型动物犬、猪、羊等。在教学实践中要求学生将动物当作人来对待，培养学生的责任心和严格的无菌观念。另外，实习和动物实验的时间和机会是有限的，要在实验课中完全学会和熟练掌握外科基本技术是基本不可能的。因此，只有充分利用课余时间反复练习，才能在实验操作和实际工作中运用自如，减少失误，从而养成良好的科学工作态度和严谨的工作作风，为将来成为一名医德高尚、业务精干、素质良好的医师打下坚实的基础。

二、手术对机体的影响

手术本身就是一种创伤，除了局部损伤外，随手术大小及性质、麻醉的选择及患者的情况，还会给机体造成不同程度的紊乱和痛苦。因此要结合患者的具体情况，对手术的利弊做出慎重的衡量，一般非手术治疗能治愈的就不必手术治疗；能用小手术解决问题的就不必做大手术；必须通过手术治疗时应尽量减少手术的不利影响，做好各项防治工作，尽可能减少并发症。

（一）局部损伤

1. 组织破损 任何手术对正常组织都有一定的破坏，但应使其程度降到最低。这就要求手术者熟悉手术区解剖，操作规范、轻柔、熟练，对正常组织倍加爱护。

2. 出血 失血量因手术种类而异，一般阑尾切除术失血量为 5~10 ml，胃大部切除术失血量约为 200 ml，大手术如肝叶切除术失血量可高达 1000 ml 以上。术中要求彻底止血，尽量减少失血量，估计失血量多的需做好输血的准备。

3. 炎症及感染 手术创伤必然有炎症反应，若反应过剧或机体抵抗力较差时，细菌污染可导致感染。感染会延缓伤口愈合时间，引起各种并发症，使手术失败甚至危及生命，故手术中应严格按无菌技术操作，尽量减少可使炎症反应加重的因素。

4. 瘢痕 手术创口的愈合必然会留下瘢痕，进而影响美观甚至造成某些功能障碍。引入微创手术的观念，尽可能减少损伤，可减少瘢痕的形成。

（二）代谢的改变

手术后修复过程中需要足量的能量和氨基酸摄入，而患者的摄入量往往不足，以致术后早期呈负氮平衡。手术刺激和麻醉等都可使糖原分解增加，胰岛素分泌减少，机体对糖的利用率下降，出现血糖升高甚至糖尿（应激性糖尿）。脂肪消耗增加，血中酮体增高，有时可出现酮尿。手术还增加了机体对B族维生素及维生素C的需要量。

（三）内分泌反应

除胰岛素分泌有所减少外，其他内分泌反应皆有所增加。神经垂体释放出较多的抗利尿激素，使细胞外液量增加，加重水肿的形成。腺垂体释放的促肾上腺皮质激素增加，使肾上腺皮质产生的糖皮质激素和盐皮质激素水平升高，促使保钠排钾，影响水和电解质平衡。

（四）脏器反应

1. 循环系统 由于手术时体腔的开放，组织或脏器的暴露，水分的丧失增多，再加上手术失血，可使血容量减少，严重时可导致血压降低甚至发生休克，对原有心脏疾患或动脉硬化的患者，可能并发心肌梗死或心力衰竭。一般较大的手术应输液、输血，以维持血容量。

2. 呼吸系统 胸、腹部手术后，肺活量减低及呼吸道分泌物积聚，如果是吸入性麻醉（特别是乙醚），在麻醉剂的刺激下，呼吸道分泌物增加，可使呼吸功能受影响，甚至导致呼吸性酸中毒或肺间质水肿、低氧血症、呼吸衰竭等。

3. 消化系统 某些手术特别是腹部手术，由于交感神经兴奋，致使胃肠道的运动、分泌及吸收功能受抑制，术后可有腹胀、肠麻痹或胃扩张，少数还可能发生应激性溃疡或出血性胃炎，在缺氧情况下肝功能也受到一定影响。

4. 泌尿系统 盆腔、会阴部手术，严重脱水，休克或麻醉影响可导致排尿或泌尿功能减低，术后可出现尿潴留、尿量减少甚至无尿。

5. 神经系统 各系统脏器和内分泌反应直接受神经系统支配，患者思想上的恐惧及伤口的疼痛也会造成一定的精神创伤。因此，手术时除应做到充分麻醉、操作轻柔、尽量减少不必要的刺激外，还应解除患者思想上的负担，以减少神经系统的不良反应。

6. 免疫系统 手术创伤严重时，机体的应激反应可能引起免疫功能抑制，导致或加重感染，影响患者的预后。

三、手术的分类

手术可从不同角度进行分类，常用分类有以下几种。

（一）根据手术的缓急程度分类

根据手术的缓急程度，可分为急救手术、急症手术、限期手术和择期手术。

1. 急救手术（first aid operation） 指病情迅速变化，直接威胁患者生命而需立即施行的手术，如急性窒息时所做的气管切开术、大血管损伤时的止血手术等。

2. 急症手术（emergency operation） 指病情的发展危及患者生命，必须及时手术，如胃肠道穿孔修补术、脾破裂的脾切除术等手术。

3. 限期手术（limited operation） 指手术时间虽然也可以选择，但不宜延迟过久，准备时间有一定限制，应在这段时间内尽可能做好准备，再施行手术，例如各种恶性肿瘤（早期）的根治术。

4. 择期手术（elective operation） 又称非紧急手术，指病情发展缓慢，术前可做适当的准备，再选择合适时间进行手术，如腹股沟斜疝修补术、甲状腺大部切除术等。

（二）根据手术的无菌程度分类

根据手术的无菌程度，可分为无菌手术、污染手术及感染手术。

1. 无菌手术（clean operation） 又称清洁手术，指手术的全过程均在无菌条件下进行，手术部位的病变组织没有感染或污染，伤口可得到一期愈合，如甲状腺次全切除术等。

2. 污染手术（contaminative operation） 又称可能沾染手术，指手术过程的某一阶段，手术区有被污染的可能，如胃肠道、胆道等空腔脏器的手术。

3. 感染手术（infective operation） 又称沾染手术，指手术部位已有感染或化脓，如脓肿切开引流术等。

（三）根据手术的性质和远期疗效分类

根据手术的性质和远期疗效，可分为根治性手术和姑息性手术。

1. 根治性手术（radical operation） 指用手术方法完全切除病变组织或器官而使疾病根治，如阑尾切除术、良性肿瘤切除术等。对恶性肿瘤所实施的根治手术只是相对而言，常难以达到根治目的，如乳腺癌根治切除术。

2. 姑息性手术（palliative operation） 指不能完全或直接切除病变，只能减轻症状或延长患者生命的手术，如为解决晚期食管癌患者的进食而做的胃造瘘术、直肠癌患者晚期所做的结肠造口术等。

（四）根据手术是否分期完成分类

根据手术是否分期完成，可分为一期手术、二期手术及多期手术。

1. 一期手术（one stage operation） 指经过一次即可完成全部治疗目的的手术，大部分手术属于这一类，如包皮环切术。

2. 二期手术（two stage operation） 手术不能一次完成，需分两次进行。

3. 多期手术（multiple stage operation） 手术不能一次完成，需分三次或多次进行。

对于病情复杂或患者耐受性差或某些特殊情况，手术难以一次完成，需分两次或多次进行。例如，对于某些左侧结肠癌并发急性肠梗阻患者，通常在梗阻部位的近侧行横结肠造口术（第一期手术）；在肠道充分准备的条件下，再行根治切除术（第二期手术）；最后行横结肠的关闭术（第三期手术）。一些严重而复杂的创伤或烧伤的修复经常需要二期手术或多期手术才能完成。

此外，根据所属专科可分为骨科手术、泌尿外科手术、妇产科手术、脑外科手术、胸外科手术等。根据手术操作的复杂程度可分为大手术、中等手术、小手术。手术的分类在临床上有重要意义，例如根据手术无菌程度来安排手术室及手术顺序，根据手术急缓安排手术日期及决定术前准备的方法等。

四、围手术期

围手术期（peroperative period）是指在患者明确应该采取手术治疗后，从患者入院到患者术后痊愈出院这一段时期。围手术期处理是为了取得手术治疗的最佳效果，对接受手术治疗的患者在术前、术中和术后不同阶段配合手术所必需的一系列处理。手术是外科治疗的组成部分和重要手段，也是取得治疗效果的关键环节，但是手术和麻醉都具有创伤性，需要做好术前准备，使患者具有充分的心理准备和良好的机体条件，以便术中更安全地耐受手术。手术后，要采取综合治疗措施，防治可能发生的并发症，尽快恢复机体各器官的生理功能，使患者早日康复。围手术期处理包括术前准备、术中处理和术后处理三个阶段。做好围手术期处理，可以提高手术的安全性，减少术后并发症，缩短术后恢复期，降低手术死亡率。随着围手术期处理的进展，外科手术范围得以扩大，手术复杂程度逐渐增加，从而促进了外科学的发展。一次本应成功的手术，可以完全毁于术前准备的微小疏忽或失败于术后处理的不当。因此，外科医生要像认真对待手术操作一样，重视外科围手术期的处理。

（一）术前评估和手术时机的选择

患者入院后，应首先详细询问其病史，进行全面体格检查、必要的实验室检查和影像学检查，对疾病做出准确的诊断。通过系统的检查，充分了解患者的心理状态和生理状态，尤其是各个器官的形态及生理功能的变化，了解除被诊断的外科疾病外，机体是否存在其他疾病，评估实施手术的安全性，对拟采用的手术方式和必要的术前准备做出正确的决定。

病史采集应详细，特别注意与现患疾病相关的病史、出血性疾病史、使用药物及过敏史等。体格检查应认真仔细，对于危重患者应有所侧重，以争取诊断和治疗时间。对于健康状况较好、手术对其生理影响较小的患者，只需常规实验室检查即可；但对一般情况较差、手术对其影响较大的患者，应根据实际情况对其进行心、肺、肝、肾、内分泌、免疫等功能测定，并根据病情选用B超、X线、CT、磁共振、核素扫描、内镜或选择性动脉造影等特殊检查方法对有关部位或脏器进行检查。

在对疾病采取外科治疗时，应根据疾病的性质和程度、患者全身情况、重要脏器功能状况以及手术对生理功能的损害等综合评价手术的安全性，从而选择手术的时机。

（1）患者全身状况良好，无重要脏器功能损害，疾病影响程度局限，手术损害较小，手术安全性较大，无需特殊准备。

（2）患者全身情况尚可，重要脏器功能代偿，疾病对机体影响较大，手术损害较大，手术安全性为中等，通过相应术前准备可进行手术。

（3）患者全身情况不良，重要脏器功能损害较严重，疾病影响程度广泛，手术损害大或必须急症手术时安全性较小，必须进行充分的术前准备，调节机体代偿功能，应尽量选用手术范围小的术式缓解病情，再考虑二期手术。

术前准备与疾病的轻重缓急、手术的大小有密切关系。按照手术的期限性，大致可分为急救手术、急症手术、限期手术和择期手术（详见"三、手术的分类"）。

患者对手术的耐受力，可以归纳为两类：耐受力良好和耐受力不良。

（1）耐受力良好：指外科疾病对全身的影响较小，或有一定影响，但易纠正；患者的全身情况较好，重要器官无器质性病变，或其功能处于代偿状态。术前只需进行一般性准备。

（2）耐受力不良：指外科疾病已经对全身造成明显影响；患者全身情况欠佳，或重要器官有器质性病变，功能濒于或已有失代偿的表现。对这类患者需进行积极和细致的特殊准备，待全身情况改善后，方可施行手术。

（二）术前一般准备

主要包括手术患者的心理准备和生理准备。

1. 心理准备

（1）恐惧、紧张、焦虑，对手术及预后的顾虑，手术的必要性、可能取得的效果，手术的危险性、可能发生的并发症，术后的恢复过程和预后等，这些都是患者心中的纠结，医务人员应让患者和家属充分了解手术的必要性、危险性和预后，关怀和鼓励患者，消除患者的恐惧、紧张、焦虑等情绪，取得患者和家属的理解和信任，使其以积极的心态配合手术。

（2）进行术前讨论，对疾病的诊断、手术适应证、术前准备情况、麻醉选择、手术方案以及术中可能遇到的问题及解决方法等进行充分讨论，使手术参与者充分了解手术操作，保证手术顺利进行。

（3）术前认真填写手术计划书，并在与患者、家属做好沟通的基础上，取得患者家属的信任和同意，家属在知情后签署手术同意书并协助做好患者的心理准备。

2. 生理准备

（1）适应手术后变化的锻炼：如体位训练，练习在床上排二便，学习正确的咳嗽、咳痰方法等。有吸烟习惯的患者，术前2周停止吸烟。

（2）患者全身状况的调整：包括输血、补液，纠正水、电解质和酸碱失衡，补充热量、蛋白质和维生素等。凡有水、电解质和酸碱平衡失调或贫血者，应于术前予以纠正。手术创伤和术后饮食限制等会造成患者消耗增加，热量、蛋白质和维生素的摄入不足，直接影响组织修复和创口愈合，削弱机体防御感染的能力，因此对于择期和限期手术的患者，应根据实际情况，通过口服或静脉途径补充足够的热量、蛋白质和维生素。这样可减少机体不必要的分解代谢，有利于术后机体的恢复。

（3）胃肠道准备：为了防止麻醉或手术过程中呕吐而引起窒息或吸入性肺炎，术前1~2天开始进食营养丰富的少渣食物，术前12小时禁食，术前4小时开始禁水。幽门梗阻患者，术前进行洗胃；施行结肠或直肠手术患者，术前3日起进行肠道准备，包括流质饮食、口服肠道制菌药物，手术前晚及手术当天清晨进行清洁灌肠，以减少术后并发感染的机会。

（4）预防感染：术前应采取多种综合措施提高机体的抵抗能力，处理已发现的感染灶；手术患者术前应避免与已感染者接触；严格遵守手术室无菌操作原则，手术操作轻柔，以减少组织损伤，这些措施都是预防感染的有效方法。必要时需应用抗生素预防感染，涉及如下情况。

1）涉及感染病灶或切口接近感染区域的手术；

2）肠道手术；

3）操作时间长、创面大的手术；

4）开放性创伤，创面已被污染，清创时间长或清创不彻底；

5）恶性肿瘤手术；

6）涉及大血管的手术；

7）植入人工制品的手术；

8）器官移植术。

（5）术前1日准备：术前对手术患者进行备皮，进行药物敏感试验、血型鉴定及配血等。为了保证手术的成功，手术人员应对有关技术问题做好充分准备。麻醉效果的好坏也直接影响手术效果，甚至可能危及患者的安全，因此要选择合适的麻醉方法，做好必要的麻醉准备，确保手术安全。手术中可能用到的药品和器械是保证手术顺利和成功的要素，术前也应做好充分的准备。充分有效的术前准备是手术成功的关键。

手术前夜保证患者良好的睡眠，必要时可给予镇静剂。如发现患者有与疾病无关的体温升高，或女患者有月经来潮等情况，应延迟手术。因疾病原因或手术需要者应于术前留置胃管。进手术室前嘱患者排空尿液，估计手术时间长或施行盆腔手术者应留置导尿管，使膀胱处于空虚状态，减少术后不必要的麻烦。

（三）特殊患者的准备

1. 老年患者 老年患者应激能力下降，器官功能减弱，术后易合并感染，在休克的情况下容易发生多系统器官功能衰竭，应特别注意。术前应尽可能有足够的准备时间，调节心、肺、肝、肾功能，纠正水、电解质和营养失衡，使机体趋于正常生理状态，并注意预防感染，以保证患者安全耐受手术和术后康复。

2. 营养不良患者 营养不良的患者常伴有低蛋白血症，多与贫血和血容量减少合并存在，导致耐受失血及休克的能力下降。低蛋白血症可导致组织水肿，影响伤口愈合，营养不良时机体免疫力低下容易并发感染。一般血浆白蛋白值为 3.0~3.5 g/L，术前应注意补充富含蛋白质的饮食；如果低于 3.0 g/L，应视患者具体情况，给予要素饮食或全胃肠外营养，必要时输血浆和人血白蛋白制剂，争取在短期内纠正低蛋白血症。同时补充充足的热量、蛋白质和维生素等。

3. 心血管疾病患者 对伴有心血管疾病的患者施行手术的死亡率无疑将高于非心血管疾病患者，心血管疾病严重影响患者对手术的耐受能力。对于心血管疾病患者，应做到如下几点。

（1）心力衰竭患者应在病情控制 3~4 周后再考虑手术。

（2）急性心肌梗死患者发病后 6 个月内不宜施行择期手术。

（3）6 个月以上无心绞痛发作者，可在严格监护下手术。

（4）心律失常患者如为偶发性室性期前收缩，可不作特殊处理，如有心房颤动伴心室率增快，或确定为冠心病并出现心动过缓者，都应内科治疗，尽可能使心率控制在正常范围之后再行手术。

（5）高血压患者在术前选用合适的降压药物，使血压平稳在一定水平（但并不要求降至正常后才做手术），尽可能有效控制血压。

（6）有心、肾合并症者，需待情况改善后再施行手术。

4. 呼吸系统疾病患者 呼吸功能不全的主要表现是轻微活动后就出现呼吸困难。哮喘和肺气肿是两个最常见的慢性阻塞性肺功能不全疾病。凡有呼吸功能不全的患者，术前都应行血气分析和肺功能检查。

对于伴有呼吸系统疾病的手术患者，必须做好相应的术前准备。

（1）急性呼吸系统感染患者，若为择期手术，应推迟 1~2 周，待感染控制后再施行手术；若为急症手术，需应用有效抗生素并避免吸入麻醉。

（2）呼吸功能不全患者应行肺功能检查和血气分析。评价肺功能不全的程度分为肺功能轻度不全（氧分压≤60 mmHg，血氧饱和度≤90%，二氧化碳分压≥48 mmHg，最大通气量≤70%）和肺功能重度不全（氧分压≤50 mmHg，血氧饱和度≤84%，二氧化碳分压≥53 mmHg，最大通气量≤60%）。出现呼吸功能不全的患者应经积极内科治疗，待肺功能改善后才能施行手术。

（3）术前注意训练患者深呼吸和咳嗽、咳痰，以增加肺通气量，可通过体位引流或黏液溶解剂，消除或排出呼吸道分泌物。

（4）有支气管痉挛者用支气管扩张剂。经常哮喘发作的患者，可口服地塞米松等药物，以减轻支气管黏膜水肿。痰液稠厚的患者，可采用雾化吸入，或口服药物使痰液稀薄，易于咳出。合并感染者应使用有效抗生素。

5. 肝脏疾病患者 肝炎和肝硬化是最常见的肝脏疾病。手术患者术前都应常规做各项肝功能检查，以便发现事实上存在的肝功能损害。有肝功能损害的患者，必须做好充分的术前准备。

（1）患活动性肝炎的患者，肝功能严重损害表现为营养不良、腹水、黄疸的患者，除急症外一般不宜手术。经积极的内科治疗后，待病情稳定、好转及肝功能改善后再考虑手术。

（2）部分肝病患者可能无明确肝病史和明显的临床表现，因此准备施行大、中型手术的患者在术前应常规进行肝功能检查，以发现事实上存在的肝功能损害。发现肝功能损害的患者经过一段时间内科治疗后，多数肝功能可得到明显改善。在可以耐受手术时选择合适时机再进行手术。

（3）肝功能轻度损害一般不影响手术耐受力，但肝功能损害严重或失代偿者，手术耐受力显著下降，手术危险大。术前应进行积极内科治疗，待肝功能改善后方能施行手术。

6. 肾脏疾病患者 麻醉和手术均会加重肾的负担。对准备施行大、中型手术或肾病的患者，术前应常规检查肾功能（表1-1）。

表 1-1 肾功能损害程度

测定法	肾功能损害		
	轻度	中度	重度
24 小时肌酐清除率（ml/min）	51~80	21~50	<20
血尿素氮（mmol/L）	7.5~14.3	14.6~25.0	25.3~35.7

根据血清尿素氮和 24 小时肌酐清除率的测定值，肾功能的损害可分为轻、中、重三度。

（1）轻度：血清尿素氮（BUN）为 7.5~14.3 mmol/L，24 小时肌酐清除率（Cr）为 51~80 ml/min。

（2）中度：BUN 为 14.6~25.0 mmol/L，Cr 为 21~50 ml/min。

（3）重度：BUN 为 25.3~35.7 mmol/L，Cr≤20 ml/min。

肾功能损害程度越重，手术耐受力越差。对于轻、中度肾功能损害患者，经过适当的内科处理，都能较好地耐受手术。术前应尽量改善肾功能，如补足血容量，纠正水、电解质和酸碱平衡失调，避免使用损害肾的药物等。而重度肾功能损害者有时需要经有效的透析治疗后才能施行手术。

7. 糖尿病患者 糖尿病患者手术耐受力差，容易出现酸中毒及昏迷，术后易发生化脓性感染和败血症。术前应通过饮食控制及胰岛素治疗，使血糖稳定在轻度升高水平（5.6~11.2 mmol/L）较为适宜，此时尿糖为（+~++）。这样既不会因胰岛素过多而发生低血糖，也不会因胰岛素过少而发生酸中毒。应用抗生素以预防感染。尽量缩短术前禁食时间，以免发生酮症酸中毒。输葡萄糖时按 5：1 给胰岛素（葡萄糖 5 g：胰岛素 1 U）。若有酸中毒或昏迷但需急症手术时，根据酸中毒程度，即给予胰岛素 100~200 U，半量加入生理盐水静脉滴注，半量皮下注射。应积极纠正水、电解质和酸碱平衡失调，待血糖得到控制、酸中毒基本纠正后，方可施行急症手术。

8. 凝血机制障碍患者 对于伴有严重肝硬化、脾功能亢进、血友病、原发性血小板减少性紫癜等患者，由于各种凝血因子缺乏，血小板减少而存在凝血机制障碍，术中和术后出血可能性极大，故应特别注意。必须充分做好术前准备。术前应常规检查出凝血时间、凝血酶原时间、血小板计数，必要时还应测量有关凝血因子，如第Ⅷ因子等。术前准备后一般要求出血时间<5 分钟，血小板>50×10^9/L，凝血酶原时间<20 秒或凝血酶原活性低于正常对照 60% 以内，Ⅷ因子>40%。术前可根据实际情况给患者输入新鲜血液、浓缩血小板，给予维生素 C、安络血等治疗，以改善患者的凝血机制，确保手术患者的安全。

五、术后处理

术后处理（postoperative care）是指在患者手术后回到病房至完全康复出院期间对手术患者的处理措施。术后处理的目的是根据病情和手术性质，进行术后监护和处理，尽可能减轻患者的痛苦和不适，防止和治疗并发症，促使患者尽早康复。

（一）一般护理

1. 对于病情稳定的患者，术后可直接将其送回病房。在患者回病房前，应整理好床位，备齐术后所需的用具，如胃肠减压、输液、吸氧等用具。接受特殊手术或病情不稳定的患者，术后应进入重症监护室（ICU），接受呼吸功能和血流动力学等监护，直至情况稳定后再转回病房。

2. 手术后 48 小时是患者术后相当重要的时期，其间有可能出现与手术相关的危及生命的并发症，因此应加强监护。特别注意观察是否有呼吸道梗阻、伤口出血、胸腹腔和胃肠道出血、休克、心力衰竭、肾衰竭等早期表现。

3. 大手术后周围循环尚未稳定，或有内出血可能的患者，需每 15~30 分钟记录一次呼吸、脉搏和血压等，直至情况稳定后再延长测量时间。一般患者应每 2~4 小时记录一次呼吸、脉搏和血压。一旦出现异常情况，应及时处理。

4. 术后应根据麻醉和患者的全身情况、手术方式、疾病的性质等选择正确和便于活动的体位。

5. 原则上应让患者早期活动，争取早日下床。早期活动有利于增加肺活量，减少肺部并发症，改善全身血液循环，促进伤口愈合，降低因静脉回流缓慢而并发深部静脉血栓形成的发生率。此外，早期活动还有利于恢复肠道蠕动和膀胱收缩功能，从而减少腹胀和尿潴留的发生。早期活动和下床应根据患者实际情况循序渐进增加活动量。但是有休克、心力衰竭、严重感染、出血等情况和全身衰竭的患者，或施行特殊固定、有制动要求的患者，不宜早期活动。

6. 术后饮食的恢复视手术和患者的具体情况而定。非腹部手术，视手术大小、麻醉方法和患者的反应，来决定开始饮食的时间。蛛网膜下腔麻醉和硬脊膜外腔麻醉者，术后 3~6 小时可根据患者需要而进食。全身麻醉者，应待麻醉清醒、恶心、呕吐反应消失后，方可进食。腹部手术患者一般需禁食 24~48 小时，待胃肠功能恢复、肛门排气后才进食少量流质，然后逐步增加。一般术后第 5~6 天开始进食半流质，术后 7~9 天开始恢复普通饮食。

7. 患者在禁食或进食不足期间，应通过静脉输液补足水、电解质和营养物质。如果禁食时间过长，应通过静脉补充营养液，甚至采取全胃肠外营养以补充能量和营养，以免内源性能量和蛋白质过度消耗，影响术后机体功能的恢复。

（二）切口愈合和缝线拆除

切口愈合后应及时消毒、拆除皮肤缝线。根据切口类型和愈合情况，拆线时应记录存档。

1. 手术切口 按不同情况，手术切口可分为三类。

（1）Ⅰ类切口（清洁切口）：即无污染切口，如甲状腺大部分切除术切口等。

（2）Ⅱ类切口（可能污染切口，亦称清洁-污染切口）：指手术时可能污染的切口，如胃大部分切除术切口等。另外，皮肤不易彻底灭菌的部位、6 小时内的伤口经过清创术缝合、新缝合的切口再度切开者亦属Ⅱ类切口。

（3）Ⅲ类切口（污染切口或感染切口）：指邻近感染区或组织直接暴露于感染处的切口，如阑尾切除术、肠梗阻坏死的手术切口、脓肿引流切口等。

2. 切口愈合 按不同情况，切口愈合分为三级。

（1）甲级愈合：指愈合良好，无不良反应。用"甲"字表示。

（2）乙级愈合：指愈合处有炎症反应，如红肿、硬结、血肿、积液等，但未化脓。用"乙"字表示。

（3）丙级愈合：指切口已化脓。用"丙"字表示。

3. 缝合切口拆线时间 切口愈合时间可因切口部位、局部血液供应情况、患者年龄、全身营养状态等情况而异。因而缝线拆除的时间也应不尽相同。青少年患者可适当缩短拆线时间，年老、营养不良患者应适当延长拆线时间。一般拆线时间如下。

（1）头、面、颈部于术后第 4~5 天拆线。

（2）下腹部、会阴部于术后 6~7 天拆线。

（3）胸部、上腹部、背部、臀部于术后 7~9 天拆线。

（4）四肢于术后 10~12 天（近关节处可适当延长）拆线。

（5）减张缝合应于术后 14 天拆线。

4. 切口愈合记录方法 拆线时应根据切口分类和切口愈合分级的方法，观察切口愈合情况并记录。如甲状腺大部分切除术后切口愈合良好，记"Ⅰ/甲"；胃大部分切除术后切口血肿，记"Ⅱ/乙"；

甲状腺大部分切除术后切口红肿，记"Ⅰ/乙"；如此类推，对切口愈合情况给予记录。

（三）引流物的处理

根据手术需要，手术中可能在切口、体腔和空腔脏器内放置各种不同类型的引流物。手术后应经常检查引流物有无堵塞、扭曲，应保持引流通畅。换药时要注意将暴露在体外的部分妥善固定，以防进入体内或脱出。术后应每天观察并记录引流液的量和质的变化，根据引流量减少情况和病情决定拔除引流物的时间。

（1）一般切口胶片引流在术后 1~2 天拔除。

（2）胸腔闭式引流：胸腔橡皮管接水封瓶引流，24 小时引流量不超过 50~60 ml，经物理诊断和胸部透视证实肺膨胀良好者，可于术后 48 小时拔除；如为肺部手术，可延至术后 72~96 小时，拔管前应试夹 24 小时，观察机体情况，如不再积气，便可拔除。

（3）预防渗血用的腹腔引流物如引流液甚少，可于术后 1~2 天拔除；如作为预防渗漏用，则需保留至并发症可能发生的时间后再拔除，一般为术后 5~7 天。如腹腔感染严重，胃肠漏、胆漏、胰漏等患者，引流管应保留至感染被控制，或漏口愈合后才能拔除。胃肠减压管一般在肠道功能恢复、肛门排气后即可拔除。

（四）术后各种不适的处理

1. 切口疼痛 术后 2~3 天内患者常感切口疼痛，一般以术后 24 小时内最为剧烈，2~3 天后逐渐减轻，不同部位的手术引起的疼痛程度不同，畏惧心理可以加重疼痛。术后应指导患者在咳嗽、翻身、活动肢体时用手按压伤口部位，以减少张力刺激引起的切口疼痛。一般情况下，给予镇静、止痛类药物可缓解。大手术后可用镇痛泵减轻疼痛。如切口疼痛持续多天，或减轻后再度加重，可能是切口血肿、炎症或脓肿形成，应仔细检查，及时处理。

2. 术后发热 术后 1~3 天可出现体温轻度升高，一般升高幅度在 1℃ 左右，这是术后正常反应，常见原因是代谢性或内分泌异常、输血输液反应等。如果体温升高幅度过大，或降至正常后再度发热，或发热持续不退，应在对症处理的同时，分析发热的原因，警惕感染的可能，如静脉内留置输液导管引起静脉炎、肺部感染、切口感染、尿路感染、术后残余脓肿等。进行各种必要的检查，如血尿常规、X 线检查、创口分泌物涂片和培养、血培养等，分析原因、明确诊断后行针对性处理。

3. 呃逆、恶心、呕吐 部分患者因神经中枢和膈肌直接受到刺激而发生呃逆。可采取压迫眶上缘、短时间吸入二氧化碳、抽吸胃内积气积液、给予镇静解痉药物、针灸等综合措施对症处理。上腹部手术后出现顽固性呃逆，要特别警惕胃肠吻合口或十二指肠残端漏导致膈下积液和感染的可能。应行 X 线检查和 B 超检查，明确诊断后及时处理。

患者术后早期可发生恶心、呕吐。最常见的原因是麻醉反应，可应用镇静、镇吐药物减轻症状。如麻醉作用消失后仍恶心、呕吐，应检查其他原因，如是否存在颅内压增高、糖尿病酸中毒、尿毒症、低血钾、低血钠等情况。如腹部手术后反复呕吐，应注意急性胃扩张或肠梗阻的可能。仔细分析原因，明确诊断后行针对性治疗。

4. 腹胀 患者术后早期腹胀一般是由于胃肠蠕动受抑制，肠内积气所致。一旦胃肠蠕动恢复、肛门排气后可自行缓解。但术后数日仍腹胀，无肛门排气，若采用持续胃肠减压、放置肛管、高渗溶液低压灌肠、针灸等综合措施仍无效，应警惕是否存在腹膜炎或其他原因所致的肠麻痹，或肠粘连、内疝等原因所致机械性肠梗阻的可能。应行进一步检查，分析原因，严密观察，明确诊断后行针对性处理。必要时可再次手术。

5. 尿潴留 术后尿潴留多因全身麻醉或椎管内麻醉后排尿反射受抑制，切口疼痛引起膀胱和后尿道括约肌反射痉挛，或患者不习惯在床上排尿等原因所致。部分患者尤其是老年患者术后常发生尿潴留。表现为术后6~8小时尚未排尿，或尿量甚少，在下腹部耻骨上区行叩诊检查，可发现明显浊音区。尿潴留可导致尿路感染，应及时处理。患者处于焦急、紧张状态时会加重括约肌痉挛、加重排尿困难。应先稳定患者情绪，进行下腹部热敷、轻柔按摩膀胱区，应用镇静止痛药减轻切口疼痛，如无禁忌，可协助患者坐着或站立排尿，或用刺激膀胱壁收缩的药物，促使患者自行排尿。如上述措施仍无效，可在严格的无菌技术下导尿。尿潴留时间过长，导尿时尿量超过500 ml者，应留置导尿管1~2天。有器质性病变如骶前神经损伤、前列腺肥大者应在术后留置导尿管。

（五）术后并发症的防治

术后并发症（postoperative complication）的防治是术后处理的重要组成部分，不同的手术因其性质不同，可发生不同的并发症，甚至发生与手术方式相关的特殊并发症。有些并发症在各种手术都可能发生，称为术后一般并发症，在手术后更应加强防治。

1. 术后出血　术后出血分外出血和内出血两类。常见原因为术中止血不完善，原痉挛的小动脉舒张，结扎线脱落，或患者凝血机制障碍等。下列情况提示有术后出血的可能。

（1）覆盖切口的敷料被血渗湿，应疑有切口出血。打开敷料检查切口，如有血液持续涌出，或在拆除部分缝线后看到出血点，可明确诊断。

（2）腹部手术后如腹腔引流持续流出血性液体，每小时引流量超过100 ml，提示腹腔内出血。

（3）如果出血量较少，血压不稳定，尤其是没有留置腹腔引流物者，早期表现并不明显，应严密观察病情变化，疑有腹腔内出血者需施行腹腔穿刺术以明确诊断。

（4）胸部手术后胸腔引流管持续流出血性液体，每小时引流量超过100 ml，提示胸腔内出血，拍摄胸部X线片可显示胸腔积液。

（5）术后患者烦躁，在无高热、无心脏疾患等情况下心率持续增快，中心静脉压下降，低于5 cmH$_2$O，每小时尿量少于25 ml，为出血性休克的早期表现，在输给足够的血液和液体后，休克征象和检测指标无明显好转或继续加重，提示内出血。术后胃肠道出血还表现为呕血和黑便。

预防和治疗：术中严格止血，结扎可靠，关闭切口前应彻底检查手术视野和切口，确认无出血。确诊为术后出血者应及时再次手术止血。

2. 术后感染　由于手术、麻醉的打击，患者机体抵抗力下降，容易发生术后感染。常见部位在切口、肺部、胸腹腔、泌尿系统等处，以细菌感染最为常见，真菌、病毒感染也常发生。

（1）呼吸系统感染：多见于老年人、长期吸烟和慢性肺部疾患的患者。这些患者全身抵抗力减弱，术后因呼吸活动受限，肺泡和支气管积聚的分泌物不易咳出，容易堵塞支气管，引起肺不张、肺炎。表现为发热、呼吸和心率增快，颈部气管可向患侧偏移，胸部叩诊在肺底可发现浊音或实音区，听诊可发现局部湿啰音，呼吸音减弱、消失。血气分析示氧分压下降、二氧化碳分压升高。胸部X线检查可出现典型肺不张、肺炎征象，可明确诊断。并发感染时体温明显升高，白细胞和粒细胞计数增高。

预防和治疗：有吸烟习惯的患者术前2周停止吸烟。呼吸道感染者待感染有效控制后才能手术，尽可能不用吸入麻醉。术中注意随时吸出呼吸道分泌物。术后鼓励患者做深呼吸和早期活动，协助患者咳痰，对痰液黏稠不易咳出者，应用雾化吸入和口服祛痰药；如痰量过多又不易咳出者，可经支气管镜吸痰，对呼吸困难者必要时行气管切开，便于吸痰。对已发生肺部感染者，应选择有效抗生素治疗。

（2）泌尿系统感染：常见为急性膀胱炎，进一步上行感染可引起肾盂肾炎。尿潴留是导致泌尿系统感染的基本原因。急性膀胱炎一般无全身症状，主要表现为尿频、尿急、尿痛，部分患者还有排尿困难。尿液检查见较多的红细胞和脓细胞。急性肾盂肾炎多见于女性患者，主要表现为发冷发热、肾区疼痛，白细胞计数增高，中段尿镜检可见大量白细胞和细菌。应行尿液培养以明确病原菌，为选择有效抗生素提供依据。

预防和治疗：术后指导患者自主排尿，及时处理尿潴留，保持排尿通畅和维持充足尿量；出现泌尿系统感染时应根据尿培养结果及时应用有效抗生素进行治疗。

（3）切口感染：切口感染的原因除细菌入侵外，还受血肿、异物、局部组织血供不良及全身抵抗力下降等因素的影响。术后3~4天，切口疼痛不减轻甚至加重，有时伴体温升高、脉率加快、白细胞计数增高，提示有切口感染的可能。检查切口可发现红、肿、热、痛，或者有波动感等。必要时可行局部穿刺，或拆除部分缝线，用血管钳撑开观察。分析原因，明确诊断，有分泌物者应取标本送细菌学检查，为选择有效抗生素提供依据。

预防和治疗：加强术前处理，提高患者抗御感染的能力。术中应严格遵守无菌技术原则，手术操作轻柔，尽量避免组织损伤。切口早期炎症，应使用有效的抗生素和局部理疗，促进炎症的吸收。已形成脓肿者，应切开引流，待创面清洁后行二期缝合，缩短切口愈合时间。

3. 切口裂开 部分患者由于营养不良、组织愈合能力差、切口张力大或缝合不当、切口感染等原因，在一定诱因下切口可全层或部分裂开。切口裂开多发生在术后1周左右，以腹部和肢体邻近关节部位较为多见。切口完全裂开时，可见血性渗出液浸湿敷料或腹腔内容物脱出；部分裂开时皮肤缝合虽未裂开，但深层组织完全或部分破裂。

预防和治疗：缝合切口时应在良好麻醉、肌肉松弛的条件下进行，避免强行缝合造成组织撕裂。对估计发生术后切口裂开可能性大的患者，在依层缝合腹壁的基础上，加用减张缝合。术后及时处理腹胀，患者咳嗽时最好平卧，避免腹内压骤然增高。腹部手术后用腹带加压包扎腹部。切口完全裂开时，应立即用无菌敷料覆盖切口，送手术室，在良好的麻醉下重新行减张缝合。切口部分裂开应视具体情况及时处理。

（六）褥疮

老年、衰弱患者以及术后长期卧床患者容易发生褥疮。早期背部、骶部、足跟后皮肤会潮红、脱皮，若不及时处理，会逐步发展成皮损、溃疡，因局部血运不良、愈合能力差，往往经久不愈，形成褥疮。

预防和治疗如下。

1. 褥疮的预防要求做到"七勤"：勤翻身，勤擦洗，勤按摩，勤换洗，勤整理，勤检查，勤交代。

（1）促使患者活动或移动。对术后不能早期下床活动的患者，应定期翻身；对于稍能活动的患者，鼓励其在床上活动，或在家属帮助下进行肢体锻炼。

（2）指导患者正确的翻身方法，勿拖动，以免摩擦使皮肤破损。

（3）久卧或久坐时，应在骨突处置小垫，以防局部受压，可用纱布垫架空脚跟。

（4）每天用乙醇按摩褥疮好发部位，促进局部血液循环，避免褥疮的发生。

（5）保持皮肤清洁，每天用温水拭净皮肤，对被排泄物和汗液弄脏的衣服应及时更换。皮肤干燥者可用维生素E软膏涂擦，保护皮肤。

（6）受压部位使用橡皮气垫圈或棉圈，必要时可用水垫或气垫床。

（7）给予充足的营养。给予高蛋白、高热量饮食，不能进食者可给予要素饮食或全胃肠外营养，提高机体的抵抗力。

2. 一旦发生褥疮，需要进行治疗。根据褥疮程度进行换药，清洗伤口脓性分泌物，清除坏死组织，局部使用抗生素软膏、生肌散或磺胺嘧啶银霜等，覆盖凡士林纱布和敷料。治疗原则为预防褥疮感染，促进肉芽生长，加快创口愈合。

六、影响手术切口愈合的因素

外科手术切口缝合后,两创缘间的缝隙先出现炎症反应,充满血凝块,创口组织内有白细胞浸润,白细胞和吞噬细胞侵入血凝块内,吞噬其中的坏死细胞和可能存在的细菌,伤口开始修复,结缔组织细胞和组织细胞进入血凝块形成成纤维细胞,最后成为成熟的结缔组织连接两侧创缘,同时毛细血管长入。一般术后4天内结缔组织尚未成熟,创缘靠缝线连接,术后7天创缘愈合迅速加固,可拆除缝线,术后10~12天创口愈合较牢固。外科手术切口愈合的速度取决于机体的全身因素和局部因素。因此,要根据具体情况,采取各种措施,消除影响手术创口愈合的因素,促进伤口愈合。

(一)全身因素

1. 年龄 青少年的切口愈合快,老年者则慢。

2. 营养情况 长期疾病造成身体衰弱、贫血、低蛋白血症、维生素C缺乏症、肝肾疾病患者均可影响切口愈合。低蛋白血症可减低成纤维细胞成熟的速度,延迟网状细胞形成胶原纤维的时间。维生素C缺乏时,伤口的抗张力降低50%,影响胶原纤维成熟过程,伤口难以形成一期愈合。

3. 激素 肾上腺皮质激素或促肾上腺皮质激素有抑制新生血管和纤维组织增生的作用,使肉芽组织不能形成而延缓切口愈合。

4. 脱水和失血 严重外伤时大量体液丧失或大量出血对切口愈合有一定影响。

(二)局部因素

1. 局部血液循环不良 如止血带应用过久,伤口包扎过紧,局部血肿压迫,缝合过紧、过密等,都会影响局部血液循环,影响切口愈合。

2. 异物和感染 手术操作粗暴,伤口内组织损伤坏死,止血不彻底,异物存留,线头过多,缝合留有死腔和组织未彻底清除,无菌技术不严格,细菌繁殖,导致伤口感染,甚至裂开等,也会影响伤口愈合。

3. 制动与活动 术后早期应适当休息和制动,稍后应进行适当活动。过早的活动或持久的制动对伤口愈合不利。

七、外科手术切口分类及愈合级别

为了提高医疗质量,对每一个手术切口愈合情况都要按统一标准进行鉴定,如有愈合不良或感染应找出原因,制订改进措施。

(一)外科手术切口分类

Ⅰ类:无菌切口,用"Ⅰ"表示,是指缝合的清洁切口,如开颅术、甲状腺大部切除术的切口等。

Ⅱ类:污染切口,用"Ⅱ"表示,是指手术时有可能被切开的空腔脏器污染的缝合切口,如胃大部切除术的切口等,皮肤不容易彻底灭菌的部位,创伤后经过清创缝合的伤口,新缝合的切口再度切开者均属此类。

Ⅲ类:感染切口,用"Ⅲ"表示,是指邻近的组织直接暴露于感染物的切口,如阑尾穿孔并发阑尾脓肿的切口等。

(二)手术切口愈合级别

甲级:愈合优良,没有不良反应的初期愈合,用"甲"表示。

乙级:愈合欠佳,有缝线反应、红肿硬结、血肿、积液、皮肤坏死及切口破裂等,但无化脓,用"乙"表示。

丙级：切口化脓需要敞开切口或切开引流者，用"丙"表示。

如果不能明确切口愈合分级，切口愈合级别应向下一级推。例如切口愈合级别介于乙级和丙级之间，则应定为丙级。

（三）切口愈合的记录方法

临床医生应于术后严密观察切口愈合，并按上述的分类分级方法记录切口类型和愈合级别。例如单纯疝修补术切口愈合优良，则记录为Ⅰ/甲；胃大部切除术切口发生血肿，则为Ⅱ/乙（血肿）；甲状腺次全切除术切口化脓，则为Ⅰ/丙；胃穿孔并发腹膜炎腹部切口愈合优良，则为Ⅲ/甲。

对于使用引流的切口，一般于48小时内取出引流物者，即按一般切口分类原则分类；引流物存留48小时以上的切口，其愈合情形可不在统计之内。以上切口类别和愈合等级作为切口统计的方法，是传统的统计法，确实能说明一定问题。Cruse指出：清洁手术切口的感染率小于1%应赞赏；如为1%~2%，尚可容忍；如大于3%，则应批评。应做好手术切口愈合的记录及统计，并为清洁手术切口的感染率小于1%而努力。

八、手术记录的要求和格式

手术记录是病案的重要组成部分，每次术后应由手术者书写手术记录，要求有对患者高度负责的精神，实事求是地反映手术过程实际情况，书写语言要确切，首先注明基本项目，然后详细记录以下内容。

1. 患者的体位，皮肤的准备和消毒，无菌单的铺盖，切口的部位、方向、长度，组织解剖层次。
2. 病变部位的所见及其处理方法，手术的重要步骤，必要时可绘图补充说明。
3. 缝合切口方法，缝线种类，引流物的种类、位置、数量，切口包扎方法，器械敷料的清点。
4. 术中用药、输血等治疗，如术中发生意外事故，必须实事求是记录其经过及处理措施。
5. 术中和术毕患者的情况（包括失血量）及麻醉的效果。
6. 肉眼所见病理标本情况及是否送病理检查。
7. 记录者姓名及书写日期。

附表　甲状腺次全切除术手术记录

住院号 2024721

姓名：××	性别：男	年龄：32	手术日期：2024-6-18
术前诊断：左侧甲状腺腺瘤			
手术名称：左侧甲状腺大部切除术			
术后诊断：左侧甲状腺腺瘤			
手术医师：×××	助手：×××、×××		护士：×××、××
麻醉师：××	麻醉方法：局麻		
失血量：50 ml	输血量：0 ml	反应：无	
尿量：0 ml	引流量：0 ml		输液量：500 ml

续表

患者于 2024 年 6 月 18 日上午 8：30 入手术室，于局麻下行甲状腺大部切除术。

患者仰卧位，颈部正中仰伸位，0.5% 碘伏消毒颈部术区 3 遍，铺巾展单。胸骨切迹上方 3 cm 处沿皮纹设计弧形切口线，沿此线局麻满意，作长约 8 cm 弧形切口，依次切开皮肤、皮下组织、颈阔肌，结扎颈前静脉。沿正中线纵行切开颈前筋膜，逐层切开颈前肌群，严格结扎止血。暴露甲状腺叶，探查左甲状腺叶结节 6 cm×5 cm，质韧，包膜完整，无出血及坏死。右叶质软，未触及结节。左侧甲状腺上极结扎甲状腺上动脉，于甲状腺外侧依次结扎甲状腺中静脉和下静脉。分离甲状腺峡部，钳夹、切断并结扎峡部。压迫左甲状腺叶，楔形切除左侧甲状腺结节及大部腺体 8 cm×6 cm，保留甲状腺下极及被膜。创面严格止血，锁边缝合被膜及残存腺体。探查未见活动性出血，甲状旁腺完整，患者神清、无声嘶。清点器械及敷料无误，去枕取平卧位，依次缝合颈前肌、颈阔肌及皮下组织，对合皮缘，生物胶粘合。

患者术中神志清，生命体征平稳，出血量约 50 ml，未予输血，静脉输液 500 ml，术后安返病房。

手术医师签名：×××

第二章　外科常用手术器械及使用方法

【学习目的和要求】

1. 认识外科常用的手术器械。
2. 掌握外科常用器械的结构特点和基本性能。
3. 掌握常用手术器械的正确使用方法。
4. 熟悉几种特殊器械的结构特点、基本性能和使用方法。

视频：
外科常用器械
的认知与使用

【器材】

手术刀、手术剪、血管钳、手术镊、持针钳、拉钩、缝合针和缝合线等。

手术器械是外科手术操作的必备物品。正确掌握各种手术器械的结构特点和基本性能，并能熟练运用，是施行外科手术的基本要求和保证。根据杠杆作用原理，一般手术器械可分为两类：一类是带轴节的器械，在尾部用力，轴节作支点，尖端至轴节形成重臂，柄环至轴节形成力臂，活动时形成夹力，如血管钳、持针钳和剪刀等；另一类是用力点在器械中间，工作点在前端，如手术刀、手术镊等。

一、手术刀

手术刀（scalpel，surgical blade）用于切割组织，刀柄可用于钝性分离。有带柄刀和可拆卸刀片的刀两种。前者较坚固，适用于坚韧组织，后者一般只用于切皮肤和浅部软组织。可拆卸手术刀由刀柄和可装卸的刀片两部分组成。刀柄与刀片应分开存放和消毒，使用时，将其安装在一起。

（一）手术刀的分类

刀柄一般根据其长短及大小来分型，其末端刻有号码（图2-1），一把刀柄可以安装几种不同型号的刀片（图2-2）。刀柄与刀片根据不同的需要，设计有许多型号，供切开组织用。刀片的种类较多，按其形态可分为圆刀、弯刀及三角刀等；按其大小可分为大刀片、中刀片和小刀片，刀片的末端刻有号码，20~24号大刀片，适用于大创口切割；9~17号属于小刀片，适用于眼科及耳鼻喉科等较精细的手术。手术时根据实际需要，选择合适的刀柄和刀片，如圆刃刀用于切开皮肤，尖刃刀用于解剖组织，弯刃刀用于空腔器官的切开和鼻咽部手术，长柄刀用于深部切割，截肢刀用于切断肢体软组织等。

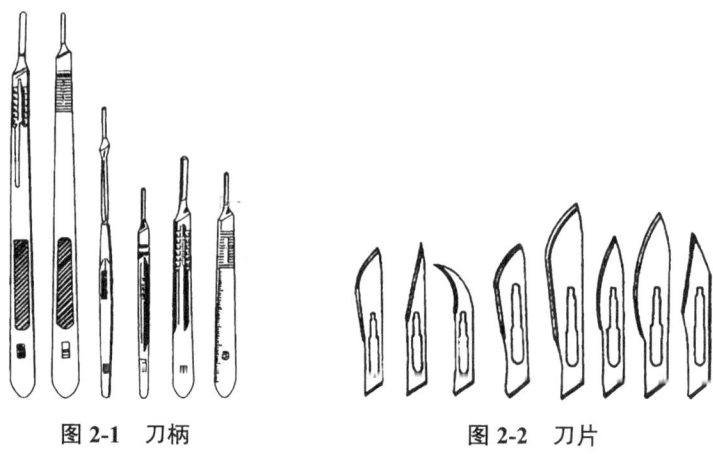

图 2-1　刀柄　　　　　　　图 2-2　刀片

（二）刀片的装卸

刀片宜用持针钳夹持安装，切不可徒手操作，避免割伤手指。安装手术刀时，左手握持刀柄，右手用持针钳夹住刀片背部中上段，将刀片下部的槽形狭窄部对准刀柄头端两侧，顺刀片槽推下刀片，使其根部就位即可（图 2-3A）。取下手术刀片时，左手握持刀柄，右手用持针钳夹住刀片近端侧，轻轻抬起并向前推，使手术刀片与刀柄脱离（图 2-3B）。装卸手术刀时注意：安装手术刀片时，刀片近端斜面应与刀柄头身之间斜面同侧平行，安装后刀片与刀柄在同一平面；卸下手术刀片时，勿将手术刀对准他人，以防用力过猛导致他人受伤。

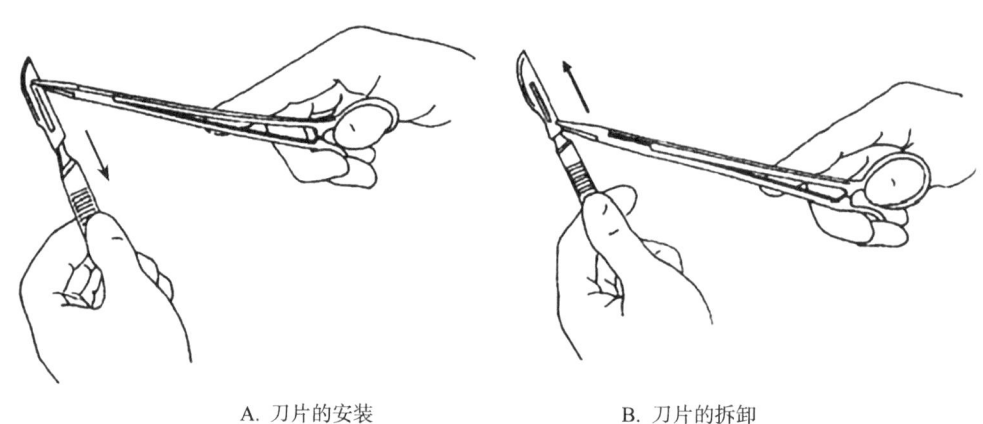

A. 刀片的安装　　　　　　　B. 刀片的拆卸

图 2-3　刀片的装卸

（三）执刀方式

1. 握持式　全手握持刀柄，拇指与示指紧捏刀柄刻痕处（图 2-4A）。此法控刀比较稳定。操作的主要活动力点是肩关节。用于切割范围广、组织坚韧、用力较大的切开，如截肢、肌腱切开、较长的皮肤切口等。

2. 执弓式　最常用的一种执刀方式（图 2-4B），动作范围广而灵活，用力涉及整个上肢，主要在腕部。用于较长的皮肤切口和腹直肌前鞘的切开等。

3. 执笔式　用力轻柔，操作灵活、准确，便于控制刀的动度，其动作和力量主要在手指（图 2-4C）。用于短小切口及精细手术，如解剖血管、神经及切开腹膜等。

4. 反挑式　执笔式的一种转换形式，刀刃向上挑开，以免损伤深部组织（图 2-4D）。操作时先刺入，动点在手指。用于切开脓肿、血管、气管、胆总管或输尿管等空腔脏器，切断钳夹的组织或扩大皮肤切口等。

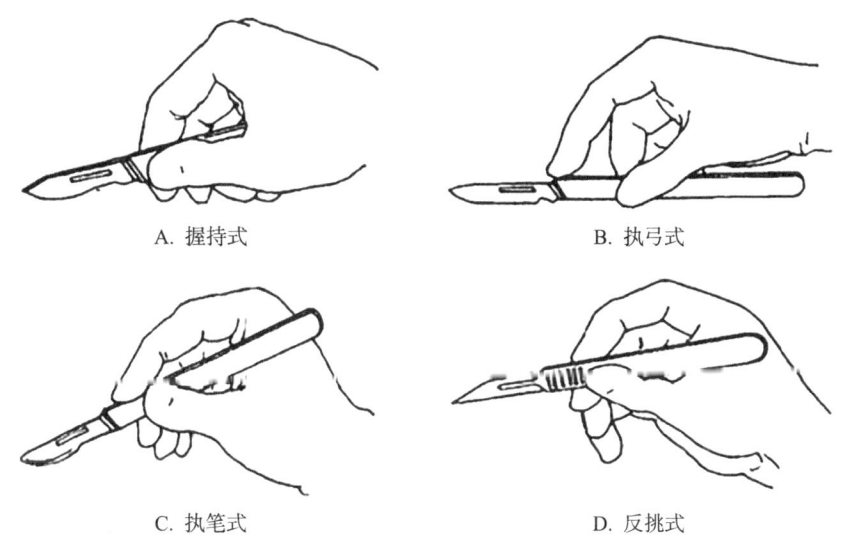

图 2-4　执刀方式

A. 握持式　　B. 执弓式　　C. 执笔式　　D. 反挑式

（四）手术刀的传递

传递手术刀时，传递者应握住刀柄与刀片衔接处的背部，将刀柄尾端送至术者的手中（图 2-5），不可将刀刃指向术者传递，以免造成损伤。

（五）其他的刀类

有截肢刀、骨刀、轴式取皮刀、鼓式取皮刀等。此外，还有各种电刀、氩气刀、超声刀和激光刀等，通过特定的装置来达到切割组织同时止血的目的。下面简单介绍高频电刀（high frequency electrocautery and electrotome knife）。目前高频电刀在外科领域中使用很广泛，其工

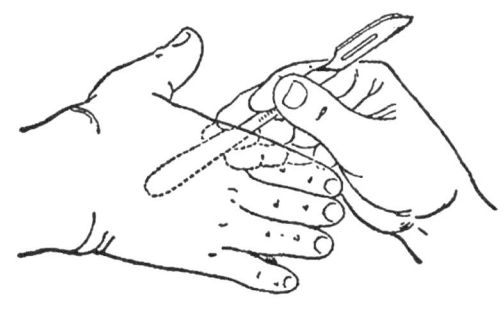

图 2-5　手术刀的传递

作原理是高频电流对组织细胞能产生电解、电热和电刺激效应。在医学应用中，主要利用其电热效应来进行组织切割、解剖、间接或直接电凝，使手术出血量减少到最低程度。高频电刀类型很多，使用前必须了解其性能及使用方法。手控开关的高频电刀具有切割和电凝两个按钮。使用高频电刀有一定的危险性，为预防意外，使用时应注意：①事先检查电器元件有无故障；②移去手术室内易燃物质；③安置好患者身体的负极板，应尽量靠近手术部位，以便使电流通过最短途径安全地返回电凝器，注意不要弄湿负极板，防止烧伤；④电凝器的功率不应超过 250 W，电灼前用纱布吸去创面的积血；作一般切割分离时不要使用单纯电凝；电器元件未与组织完全接触前不能通电；⑤通电时电刀头和导电的血管钳不应接触出血点以外的其他组织或其他金属器械，尽量减少组织烧伤；⑥随时剔除电刀头末端的血痂、焦痂，使之导电不受障碍；⑦邻近重要组织器官部位慎用或禁用电刀。

二、手术剪

手术剪（surgical scissors）是仅次于手术刀的常用手术器械，主要用于剪断、分离软组织及剪线、剪敷料等。

（一）手术剪的分类

根据其用途分为组织剪（tissue scissors）和线剪（stitch scissors）（图 2-6），其有直、弯、长、短、尖头及圆头等不同类型，根据不同用途而分别选用。

1. 组织剪　又名解剖剪，其刃部多为弯曲状，尖端较圆钝、光滑。尖端较小的组织剪除用于剪

开组织外，有时也用于分离组织、扩大组织间隙，以便剪开，故临床上又名分离剪。通常浅部手术操作用直剪，深部手术操作用弯剪。

2. 线剪 主要用于剪线，其顶部或均尖锐，或均圆钝。顶部圆钝的线剪，通常作剪线使用，尤其是深部剪线；顶部尖锐的线剪，除可用作浅部剪线及拆除缝线之外，还可用于某些手术中，在狭小空间内作细微剪开。线剪与组织剪的主要区别在于组织剪刀刃锐薄，线剪刀刃较钝厚，所以在手术中绝不能图方便、以组织剪代替线剪使用。若用组织剪代替线剪使用，会加速组织剪变钝，甚至损坏刀刃，当再次用于剪切组织时会加重对机体的创伤。

另有一种改形的线剪，在一侧刃部上有一凹口，使用时可利用该凹口紧钩住将要剪断的缝线，限制缝线在剪刀刃部的滑动，此类线剪主要用于拆除缝线，故又称拆线剪。

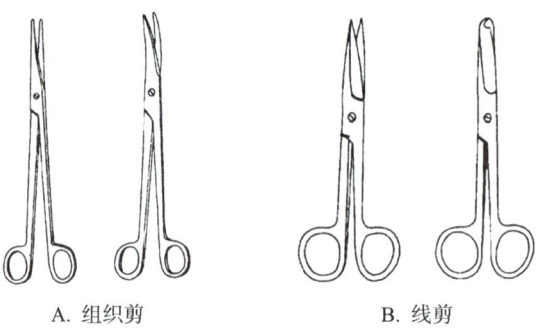

A. 组织剪　　　　B. 线剪

图 2-6　手术剪

（二）手术剪的使用方法

正确使用剪刀的方法如图 2-7A 所示：拇指与环指分别插入剪柄的两侧环内，但勿过深，中指放在环指环前外方钳柄处，示指压在剪刀轴上。如此握剪可以牢固地控制剪刀剪开的方向和长度，减少颤动。初学者执剪常犯的错误是将中指扣入柄环，而这种错误的执剪方法不具有良好的三角稳定作用（图 2-7B）。

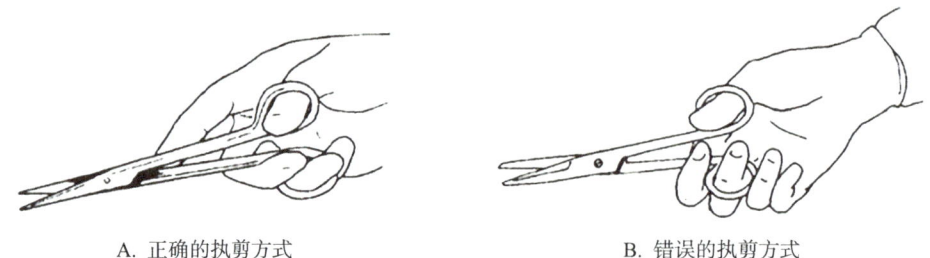

A. 正确的执剪方式　　　　B. 错误的执剪方式

图 2-7　执剪方式

剪割组织时，一般采用正剪法，也可采用反剪法，有时为了增加稳定性，还可采用扶剪法（图 2-8）。在使用组织剪时注意，组织剪的弯曲面要朝向手术者自己的方向或向上，以免使用过程

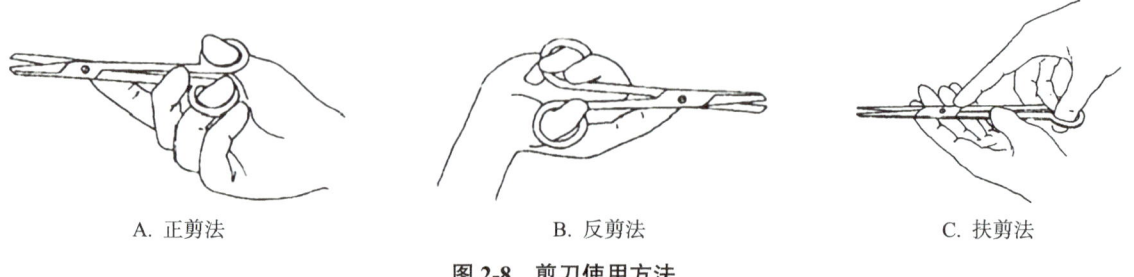

A. 正剪法　　　　B. 反剪法　　　　C. 扶剪法

图 2-8　剪刀使用方法

中误伤其他组织。

（三）手术剪的传递

术者示、中指伸直，并做内收、外展的"剪开"动作，其余手指屈曲对握（图2-9）。

三、血管钳

血管钳又名止血钳（artery forceps），用于钳夹血管及出血点或钝性分离组织。此外，还可用于分离、解剖、夹持组织；也可用于牵引缝线，拔出缝针或代镊使用，代镊使用时不宜夹持皮肤、脏器及较脆弱的组织，切不可扣紧

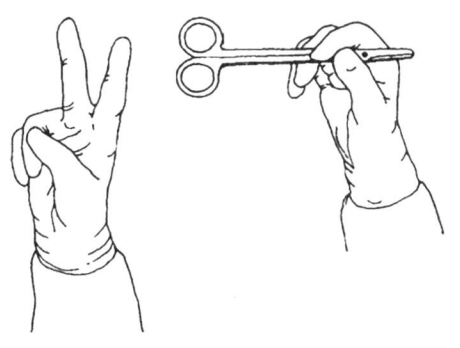

图 2-9　手术前的传递

钳柄上的轮齿，以免损伤组织。在使用血管钳时，不宜夹持皮肤、脏器及较脆弱的组织，要尽量少夹组织，以免造成不必要的损伤；也不要夹持坚硬的组织，以免损坏血管钳。

（一）血管钳的分类

根据不同的分类分别，血管钳可分为直、弯、直角、弧形（如肾蒂钳）；有齿、无齿；大、中、小及蚊式等规格（图2-10）。

（1）弯血管钳（curved clamp）：用以夹持深部组织或内脏血管出血，分离组织，以免影响手术视野。根据手术需要，分为大弯血管钳、中弯血管钳、小弯血管钳等不同大小的弯血管钳。

（2）直血管钳（straight clamp）：主要用以夹持浅层组织出血，分离组织，在缝合时可以协助拔针，有时可用于器械打结使用。

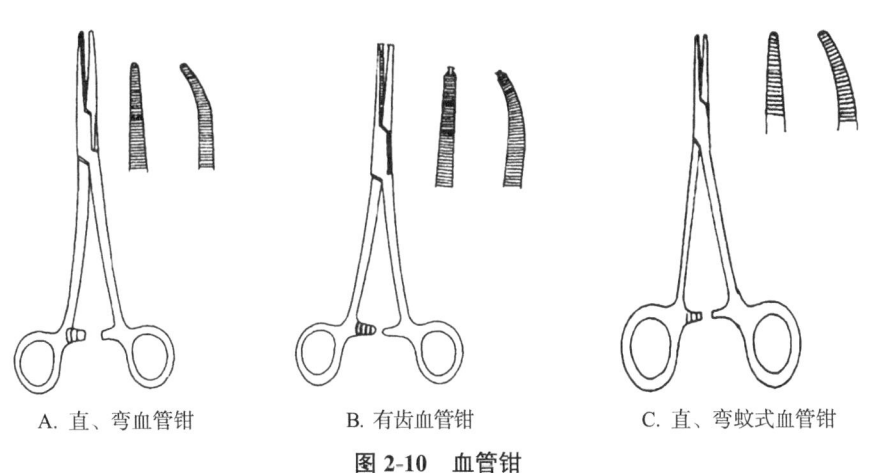

A. 直、弯血管钳　　B. 有齿血管钳　　C. 直、弯蚊式血管钳

图 2-10　血管钳

（3）有齿血管钳（Kocher's clamp）：又名Kocher钳，尖端有锐齿，用以夹持较厚组织及易滑脱组织，多用于消化道手术中夹持将要切除的胃肠壁，前端齿可防止滑脱。但不能用于皮下止血。

（4）蚊式血管钳（mosquito clamp）：为细小精巧的血管钳，有直、弯两种，用于脏器、头面部、眼科及整形等较精细手术的止血，不宜用作钳夹大块组织使用。

（5）无损伤血管钳：用于血管手术的血管钳，齿槽的齿较细、较浅，弹性适度，对组织的压榨作用及对血管壁、血管内膜的损伤均较轻，可用于暂时阻断血流进行手术操作，称为无损伤血管钳。如心耳钳、血管吻合钳。

（二）血管钳的使用方法

血管钳的使用方法基本同手术剪，有时还可采用掌握法，应避免执钳方法错误（图2-11）。因血管钳后有齿锁，所以必须开锁后才能松开血管钳。打开血管钳的方法通常有两种：一种是在执钳

姿势上拇指与环指相对挤压，先松开锁齿，然后用旋开的动作放开血管钳（图2-12A）；另一种是左手拇指与示指握住血管钳左环，中指与环指挡住另一环，拇指与环指稍用力一顶，即可松开血管钳（图2-12B）。

止血时只扣上一、二齿即可。要检查扣锁是否失灵，有时钳柄会自动松开，造成出血，应警惕。使用前应检查前端横形齿槽两页是否吻合，不吻合者弃用，以防止血管钳夹持组织滑脱。

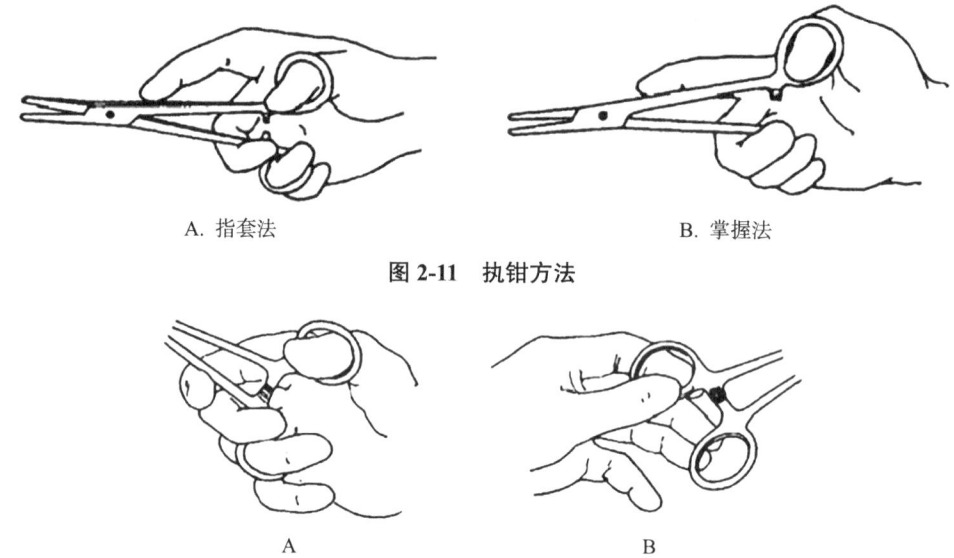

A. 指套法　　　　　　　　　　　　B. 掌握法

图2-11　执钳方法

A　　　　　　　　　　　　B

图2-12　血管钳的打开

（三）血管钳的传递

术者掌心向上，拇指外展，其余四指并拢伸直，传递者手握血管钳前端（图2-13），以柄环端轻敲术者手掌，传递至术者手中。

四、手术镊

手术镊（forceps）主要用于夹持或提起组织，以利于剥离、剪开或缝合等。也可用手术镊夹持敷料、夹取异物或其他操作。

（一）手术镊的分类

手术镊的种类较多，有不同的长度，镊的尖端分为有齿和无齿（平镊）两种（图2-14），还有为专科设计的特殊手术镊。

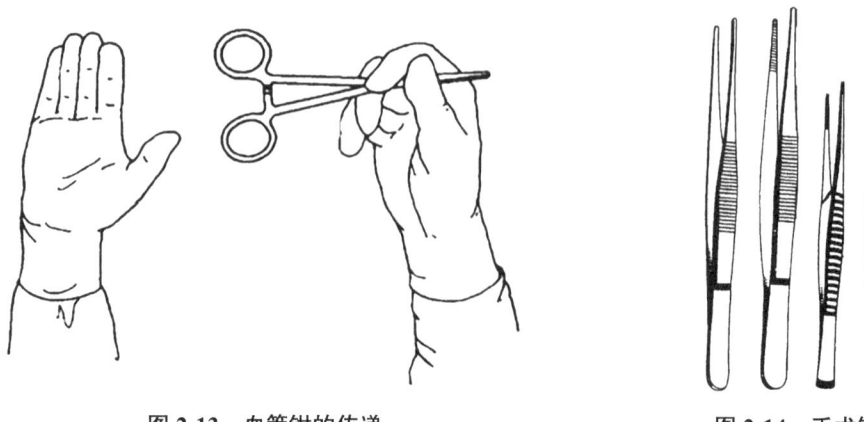

图2-13　血管钳的传递　　　　　　　　图2-14　手术镊

1. 有齿镊（teeth forceps） 前端有齿，齿分为粗齿与细齿，粗齿镊用于提起皮肤、皮下组织、筋膜等坚韧组织；细齿镊用于肌腱缝合、整形等精细手术，夹持牢固，但对组织有一定的损伤作用。

2. 无齿镊（smooth forceps） 前端平，其尖端无钩齿，分尖头和平头两种，用于夹持组织、脏器及敷料。浅部操作时用短镊，深部操作时用长镊。无齿镊对组织的损伤较轻，用于脆弱组织、脏器的夹持。尖头平镊用于神经、血管等精细组织的夹持。

（二）手术镊的使用方法

正确的持镊姿势是拇指对示指与中指，把持二镊脚的中部，稳而适度地夹住组织（图2-15）。错误执镊（图2-16）既影响操作的灵活性，又不易控制夹持力度的大小。手术过程中，常用左手持镊夹物，右手持剪刀或手术刀进行解剖等操作，或持针进行缝合。

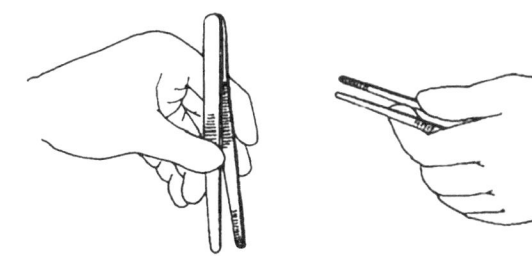

图 2-15　正确的执镊方式　　　　　图 2-16　错误的执镊方式

五、持针钳

持针钳（needle holder）又名持针器，主要用于夹持缝合针来缝合组织，有时也用于器械打结，其基本结构与血管钳类似（图2-17）。持针器的前端齿槽床部短、柄长，钳叶内有交叉齿纹，使缝针夹持稳定，不易滑脱。使用时将持针器的尖端夹住缝针的中、后1/3交界处，多数情况下夹持的针尖应向左，特殊情况可向右。若持针钳夹在靠近缝针的尖端，则不能穿透较多的组织；若夹在齿槽床的中部，则容易将针折断；若夹在靠近缝针的尾部，则缝合时易将缝针折断。穿针后缝线应重叠1/3左右，且将缝线重叠部分也放于针嘴内，以减少出针时针线分离的概率。

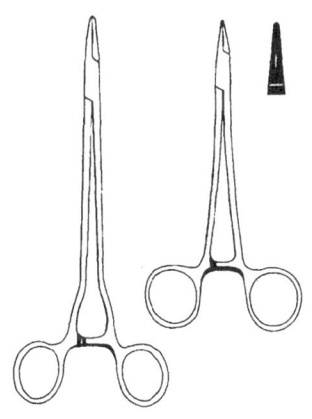

图 2-17　持针钳

（一）持针钳的使用方法

常用的使用方法有掌握法、指套法和掌指法等。

1. 掌握法 又名满把抓，即用手掌握拿持针钳，钳环紧贴鱼际肌上，拇指、中指、环指及小指分别压在钳柄上，示指压在持针钳中部近轴节处（图2-18A）。利用拇指及大鱼际肌和掌指关节活动推展、张开持针钳柄环上的齿扣。

2. 指套法 为传统执法，用拇指、环指套入钳环内（图2-18B），以手指活动力量来控制持针钳关闭，并控制其张开与合拢时的动作范围。

3. 掌指法 又名单扣式。将拇指套入钳环内，示指压在钳的前半部作支撑引导，其余三指压钳环固定于手掌中（图2-18C），拇指可上下开闭活动，控制持针钳的张开与合拢。

（二）持针钳的传递

传递者握住持针钳中部，将柄端递给术者（图2-19）。在持针器的传递和使用过程中切不可刺伤其他手术人员。

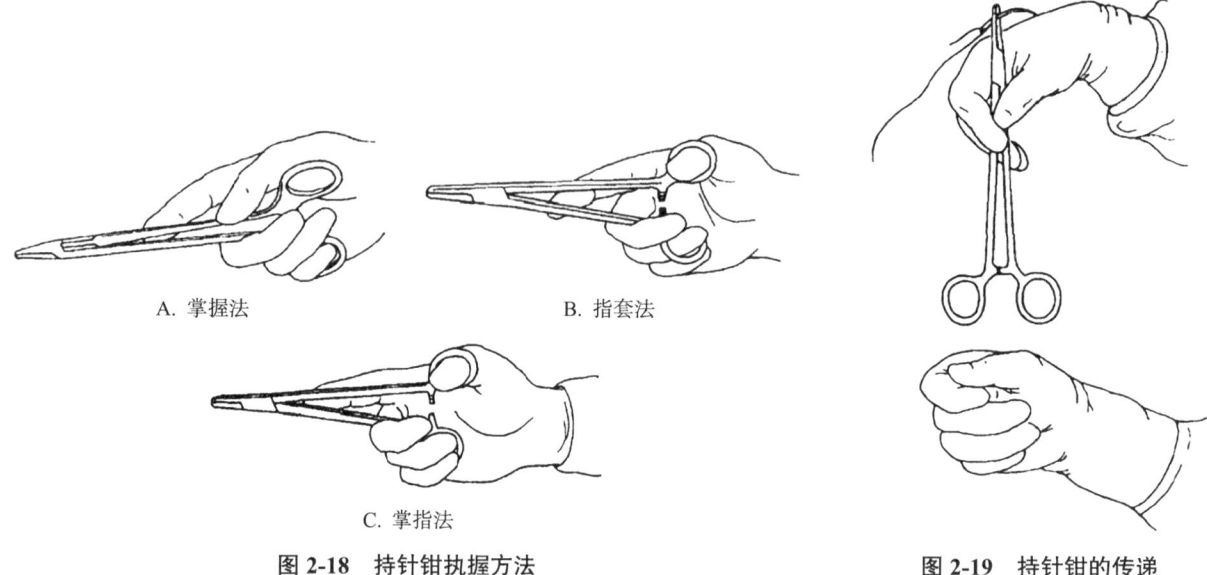

图 2-18　持针钳执握方法

图 2-19　持针钳的传递

六、其他常用钳类器械

（一）组织钳

组织钳（tissue forceps or allis forceps）尖端有一排小齿，似鼠齿状，故又名鼠齿钳（图 2-20A）。对组织的压榨较血管钳轻，故一般用于夹持皮下组织、筋膜等软组织作为牵引，不易滑脱。有时也用于固定无菌巾、纱布垫等。胃肠组织钳尖端齿细浅，弹性较好，损伤较小，用于夹持胃肠壁作为牵引，不宜用于夹持一般软组织，否则易损坏器械。其使用方法同止血钳。

（二）布巾钳

布巾钳简称巾钳（towel clip），前端弯而尖，似蟹的大爪，能交叉咬合（图 2-20B），主要用以夹持固定手术巾，并夹住皮肤，以防手术中移动或松开。注意使用时勿夹伤正常皮肤组织。

（三）海绵钳

海绵钳（sponge forceps）又名持物钳，钳的前部呈环状，分有齿和无齿两种（图 2-20C），前者主要用以夹持、传递已消毒的器械、缝线、缝合针及引流管等，也用于夹持敷料进行手术区域皮肤的消毒，或用于手术深处拭血和协助显露、止血；后者主要用于夹提肠管、阑尾、网膜等脏器组织。夹持组织时，一般不必将钳扣关闭。

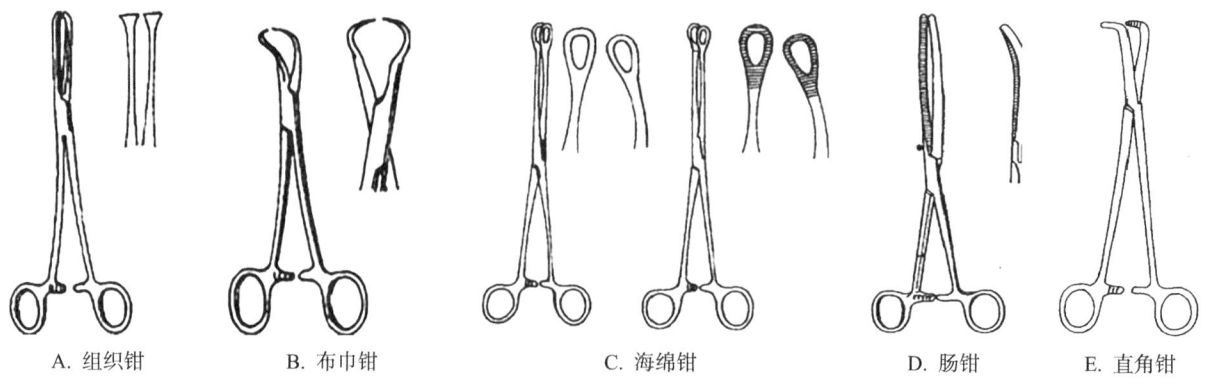

图 2-20　其他常用钳类器械

（四）肠钳

肠钳（intestine clamp）有直、弯两种，钳叶扁平有弹性，咬合面有细纹，无齿，其壁较薄，轻夹时两钳叶间有一定的空隙（图2-20D），钳夹的损伤作用很小，可用以暂时阻止胃肠壁的血管出血和肠内容物流动，常用于夹持肠管。

（五）直角钳

直角钳（angled clamp）（图2-20E）用于游离和绕过重要血管及管道等组织的后壁，如胃左动脉、胆道、输尿管等。

七、牵引器

牵引器（retractors）又称拉钩，用以牵拉手术切口，显露深层手术部位。拉钩分为手持拉钩和自动拉钩两类。根据其使用部位和显露深浅不同，有各种大小、长度、宽度及形状的拉钩，使用时要用力均匀、适度，用力过猛或突然用力都易致组织损伤，对于柔软脆弱的内脏应在拉钩下方衬以纱垫给予保护。

现将常用的几种拉钩分别介绍如下。

1. 皮肤拉钩（skin retractors） 为耙状牵开器，用于浅部手术的皮肤拉开（图2-21A）。

2. 甲状腺拉钩（thyroid retractors） 为平钩状，常用于甲状腺部位的牵拉暴露，也常用于腹部手术作腹壁切开时的皮肤、肌肉牵拉（图2-21B）。

3. 阑尾拉钩（appendic retractors） 亦为钩状牵开器，用于阑尾、疝等手术，用于腹壁牵拉。

4. 腹腔平头拉钩（abdominal retractors） 为较宽大的平滑钩状，用于腹腔较大的手术（图2-21C）。

5. "S"状拉钩（"S" retractors） 是一种如"S"状的腹腔深部拉钩（图2-21D）。使用拉钩时，需用纱垫将拉钩与组织隔开，拉力应均匀，不能突然用力或用力过大，以免损伤组织，正确持拉钩的方法是掌心向上。

6. 自动拉钩（self-retaining retractors） 为自行固定牵开器（图2-21E），腹腔、盆腔、胸腔手术均可应用。

使用拉钩时，应掌握正确的持钩方法和使用方法，拉钩下方应衬垫盐水纱布垫或湿治疗巾，特别是在使用腹腔拉钩时更应注意。敷料衬垫可以帮助显露手术野，保护周围器官及组织免受损伤。使用手持拉钩时，牵引动作应轻柔，避免用力过猛，根据术者的意图及手术进程及时调整拉钩的位置，以达到最佳显露。

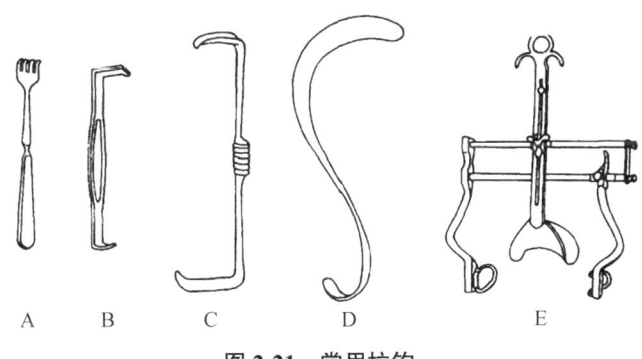

图2-21　常用拉钩

A. 皮肤拉钩；B. 甲状腺拉钩；C. 腹腔平头拉钩；D. "S"状拉钩；E. 自动拉钩

八、吸引器

吸引器（suction）用于吸引手术野中的出血、渗出物、脓液、空腔脏器中的内容物、冲洗液，使手术野暴露清楚，减少污染机会。吸引器由吸引头、橡皮管、玻璃接头、吸引瓶及动力部分组成。动力又分马达电力和脚踏吸筒两种。吸引头的结构和外形有多种，金属或一次性硬塑料双套管、单管（图2-22）。双套管的外管有多个孔眼，内管在外套管内，尾部以橡皮管接于吸引器上，多孔的外套管可防止内管吸引时被周围的组织堵塞，保持吸引通畅。

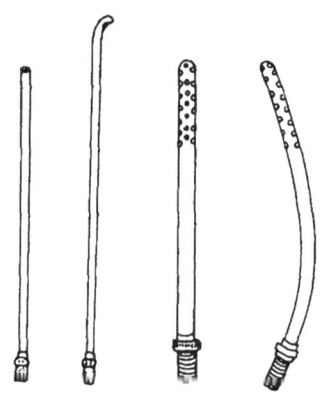

图 2-22　吸引器头

九、缝针

缝针（needles）是用于各种组织缝合的器械，由针尖、针体和针眼三个基本部分组成（图2-23）。针尖多分为圆形和三角头两种；针眼是可供穿线的孔，有普通孔和弹机孔两种。缝针根据针尖与针眼两点间有无弧度可分为直针和弯针。弯针根据弧度不同分为1/2、1/4、3/8弧度等，弧度大者多用于缝合深部组织。根据针的断面，又分圆针（round needles）和三角针（triangular needles）等。三角针前半部为三棱形，较锋利，用于缝合皮肤、软骨、韧带等坚韧组织，但损伤性较大（图2-23）。

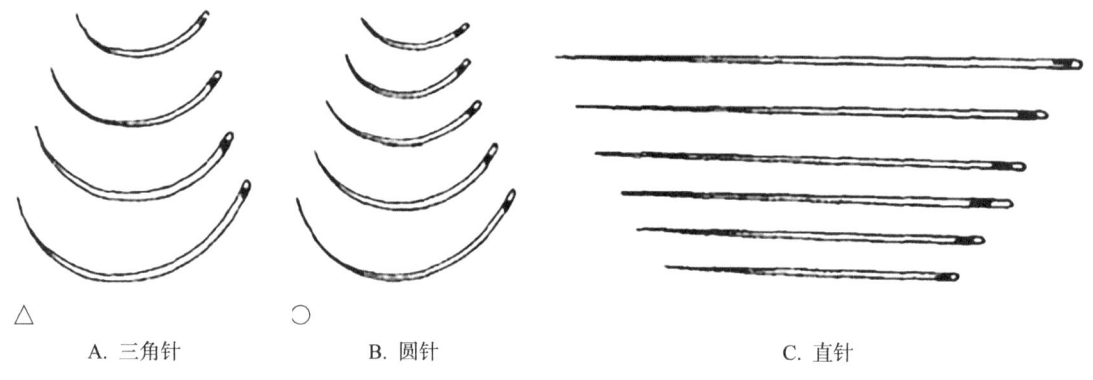

A. 三角针　　B. 圆针　　C. 直针

图 2-23　缝合针

A. 直针：适合于宽敞或浅部操作时的缝合，如皮肤及胃肠道黏膜的缝合，有时也用于肝的缝合。

B. 弯针：临床应用最广，适于狭小或深部组织的缝合。根据弧弯度不同分为1/2、1/4、3/8弧度等。几乎所有组织和器官均可选用不同大小、弧度的弯针作缝合。

C. 无损伤缝针：主要用于小血管、神经外膜等纤细组织的吻合。

D. 三角针：针尖前面呈三角形（三菱形），能穿透较坚硬的组织，用于缝合皮肤、韧带、软骨和瘢痕等组织，但不宜用于颜面部皮肤缝合。

E. 圆针：针尖及针体的截面均为圆形，用于缝合一般软组织，如胃肠壁、血管、筋膜、腹膜和神经等。

各类缝合针的应用见表2-1。

表 2-1　各类缝合针的应用

类型	应用	类型	应用
针尖		针体	
圆针	适用于一般软组织和内脏	弯针	一般缝合应用
三角针	适用于皮肤或其他坚韧组织	半臂针	皮肤缝合应用
		直针	皮肤或胃肠浆膜缝合

续表

类型	应用	类型	应用
针孔			
无槽	缝线突出损伤组织	按孔	缝线穿过容易,但易脱出并被损伤,易断
有槽	缝线在槽内,组织损伤小	无损伤	特制用于精细组织的缝合

十、缝线

外科缝线(sutures)主要用于手术中结扎血管及缝合组织。在选择缝线时应满足组织反应小、承受张力大、消毒灭菌方便、柔软易打结等条件。对合成缝线还要求无毒性、无致敏性、无电解性及无致敏性等。外科缝线可分为可吸收缝线和不可吸收缝线两大类。

1. 可吸收缝线(absorbable sutures) 主要分为天然可吸收缝线和合成可吸收缝线。天然可吸收缝线主要为羊肠线(catgut sutures),合成可吸收缝线品种较多,可方便手术选用。

(1)羊肠线:羊肠线简称肠线,用羊小肠胶原组织制成,在机体内可被吸收,不留异物。羊肠线有普通与铬制两种,普通肠线吸收时间较短(4~5天),多用于结扎及皮肤缝合,现已较少使用;铬制肠线经铬液处理,有轻度、中度、重度铬制之分,在组织中保持张力时间较长(15~25天),较粗的(0~2号)铬制肠线多用于缝合深部组织或感染的腹膜。肠线属异体蛋白质,具有抗原性,在吸收过程中,组织反应较重;使用过多、过粗的肠线时,机体反应明显。

目前肠线主要用于内脏如胃、肠、膀胱、输尿管、胆道等黏膜层的缝合,一般用1-0至4-0的中度铬制肠线。羊肠线具有可吸收的优点,用于胆道和泌尿道等黏膜的缝合,可避免因手术缝线发生结石的可能。在感染创口中使用肠线,可减少由于其他不能吸收的缝线所造成的难以愈合的窦道。但在组织张力相同的情况下,所用肠线较丝线相对较粗,肠线穿过组织时对组织的损伤也较大。使用肠线时,应注意以下问题:①肠线质地较硬,使用前应用盐水浸泡,待变软后再用,但不可用热水浸泡或浸泡时间过长,以免肠线肿胀、易折、影响质量;②不能用持针钳或血管钳夹肠线,也不可将肠线扭曲,以至扯裂、易断;③肠线一般较硬、较粗、光滑,结扎时需要三叠结或多重结,剪断线时线头应留较长,否则线结易松脱;④胰腺手术时,不用肠线结扎或缝合,因肠线可被胰液消化吸收,进而继发出血或吻合口破裂;⑤尽量选用细肠线;⑥肠线一般多用连续缝合,以免线结过多,机体反应较重。由于肠线具有抗原性、组织反应较强等缺点,现有逐步被合成可吸收缝线替代之势。

(2)合成可吸收缝线(absorbable synthetic sutures):合成可吸收缝线应用范围广泛,品种较多。临床常用有De2on线(PGA、聚羟基乙酸)、Ma2on线(聚甘醇碳酸)、Vicryl线(Polyglactin 910、聚乳酸羟基乙酸)、PDS线(polydioxanone、聚二氧杂环己酮)和PVA线(聚乙酸维尼纶)等。合成可吸收缝线无抗原性,组织反应较轻,抗张强度大,吸收时间延长,有抗菌作用。De2on线为多股紧密编织而成的针线一体线,有6-0至2号不同规格,抗张强度大,不易拉断,柔软平顺,容易外科打结,操作手感好。De2on线水解后产生的羟基乙酸有抑菌作用,60~90天可完全吸收。3-0线适合于胃肠缝合,1号线适合于缝合腹膜、腱鞘等。

2. 不吸收缝线(non-absorbable sutures) 不吸收缝线有丝线、棉线、麻线、不锈钢丝、钽丝、银丝、尼龙线等数十种,但最常用的是丝线。

(1)丝线(silk sutures):丝线是手术中广泛使用的缝线,用于出血点结扎,皮肤、肌腱、神经等的缝合。

丝线柔韧性好,操作方便,对组织反应较小,能耐高温消毒,价廉物美。缺点是在组织内为永久性异物，伤口感染后易形成窦道，甚至经久不愈。故感染伤口或污染严重的伤口不宜使用丝线。胆道、泌尿道缝合时丝线可能成为结石形成的核心，可导致结石形成。一般0号及多0号丝线可用于肠道、血管、神经等的缝合，1号丝线用于皮肤、皮下组织和结扎血管等，4号丝线用于缝合筋膜及结扎较大的血管，7号丝线用于缝合腹膜和张力较大的伤口组织等。

（2）金属线（metal sutures）：金属线有不锈钢丝、钽丝、银丝等。金属合金线习惯称为"不锈钢丝"，组织反应小，抗张强度大。用于缝合骨、肌腱、筋膜、减张缝合或口腔内牙齿固定。缺点是不易打结，可能割裂和嵌入软组织，使用不便，价格昂贵。

（3）不可吸收合成线（nonabsorbable synthetic sutures）：人工合成的不可吸收缝线种类较多，如聚酰胺纤维的锦纶（nylon）线、聚酯纤维的涤纶（dacron）线、聚烯烃纤维的罗伦（prolene）线、聚酯纤维缝线、聚丙烯缝线等。不可吸收合成线组织反应少，且可以制成很细的线，多用于小血管缝合及整形手术。用于小血管缝合时，常制成无损伤缝合线。其缺点是线结易于松脱，且结扎过紧时易在线结处折断，因此不适于有张力的深部组织的缝合。各种缝线的用途及特点见表2-2。

表2-2 各种缝线的用途及特点

缝线种类	常用的度量	一般用途	特点
丝线	细	皮肤，皮下，胃肠道及一般缝合	①组织反应轻
	中	筋膜，结扎较大血管	②非吸收性，感染伤口易形成窦道，不宜使用
	粗	结扎大血管	③价廉物美，柔软，容易打结
不锈钢合金线	35号	切口各层	①组织反应轻微
	30号	切口支持缝合	②使用不便
肠线	0000	黏膜、眼科及其他精细手术	①吸收性（普通5天左右，铬制线15~25天）
	000	胃肠	②组织反应较重
	0	腹膜	③宜作连续缝合
合成纤维线	00000	皮内缝合	①60~90天吸收
	000	胃肠、胆道	②组织反应轻
	1号	腹膜、腱鞘	③不易拉断，容易打结
			④有抑菌作用

随着医学科学的进步，外科手术器材也有了发展，目前已研制出许多种可代替缝针、缝线的切口处理材料，使用方便，切口愈合后瘢痕小。手术操作中代替缝针、缝线的切口处理材料主要有以下几类。

（1）医用外科拉链：主要用于皮肤的关闭，最大优点是切口内无异物。其结构是由两条涂有低变应原粘胶的多层微孔泡沫支撑带组成，中间是一条拉链，其两边的串带缝合在支撑条内。在使用时必须仔细缝合伤口皮下组织层，擦干分泌物及血迹，将两边的串带分别粘贴于伤口两侧的皮肤上，最后收紧拉链并盖以无菌干纱布。其优点是无创、无痛操作，伤口自然愈合，减少伤口异物和新鲜创伤造成感染的危险，无缝线和闭合钉的痕迹，无需拆线，伤口愈合更加美观。通常适用于较整齐的撕裂伤口或手术切口的闭合，但不适用于身体毛发多、自然分泌物多以及皮肤组织损失过多的伤口。

（2）医用黏合剂：可分为化学性黏合剂和生物性黏合剂，前者有环氧树脂、丙烯酸树脂、聚苯乙烯和氰基丙烯酸酯类等，后者有明胶和人纤维蛋白黏合剂等，主要用于皮肤切口，植皮和消化道漏口的黏合。使用时将黏合剂直接涂擦在切口创缘，加压拉拢切口即可。生物胶毒性作用小，吸收较快，应用前景较好。

（3）外科缝合器：又称吻合器或钉合器，使用各种吻合器、金属钉可以直接将需要吻合的断端钉合，以此加快了手术速度，提高了手术效率。消化道缝合器种类很多，根据功能和使用部位的不同，可分为管型吻合器（图2-24）、线型吻合器、侧侧吻合器、荷包缝合器及皮肤筋膜缝合器。依手术的需要可选择不同种类、不同型号的吻合器。使用前应阅读说明书，了解器械的结构和性能。

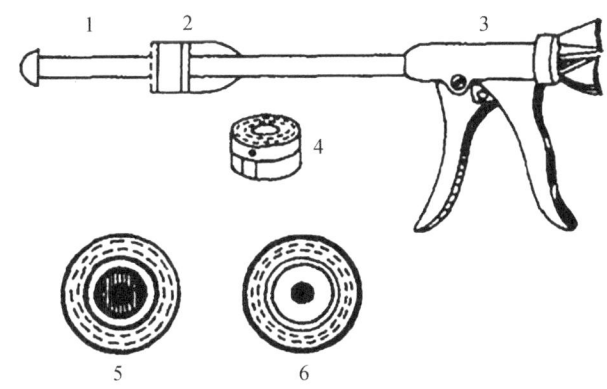

图 2-24　管型消化道吻合器

1. 中心杆；2. 钉架；3. 器身；4. 未组装的钉架；5. 抵钉座及刀座；6. 钉架及环形刀平面

十一、敷料

敷料（dressing）一般有纱布和布类制品。

1. 纱布块　用于消毒皮肤，擦拭术中渗血、脓液及分泌物，术后覆盖缝合切口，进入腹腔时应用温湿纱布，以垂直角度在积液处轻压，蘸除积液，不可揩擦、横擦，否则易损伤组织。

2. 小纱布分离球　将纱布卷紧成直径 0.5～1 cm 的圆球，用组织钳或长血管钳夹持作钝性分离组织用。

3. 大纱布垫　用于遮盖皮肤、腹膜，湿盐水纱布可用于腹腔脏器的保护，也可用来擦血，为防止遗留腹腔，常在一角附有带子，又称有尾巾。

十二、手术机器人

手术机器人给外科手术带来了技术革命。达·芬奇（da Vinci）手术机器人（图2-25）是目前应用最成功、最广泛的手术机器人。起初应用于心胸外科手术的微创化，之后被普及到泌尿外科、妇产科、心脏外科、胸外科、肝胆外科、胃肠外科、耳鼻喉科等学科。

达·芬奇手术机器人包括3大部分，分别为外科医生控制台、移动患者手术平台、三维成像视频镜像处理平台。

1. 外科医生控制台　在手术室无菌区之外，外科主刀医生坐在控制台中，通过双手操作两个主控制器和通过脚踩脚踏板，可以完全自主控制4个机械臂上的可转腕手术器械和内窥镜，并可以在控制台自定义一系列设置，包括能量的调节，支持多种调节模式，帮助外科医生控制机械臂和手术器械模拟完成医生的手术操作。可透过3D高清目镜看到有景深的术野，也可以受益于操控手柄带来的滤除震颤功能。

2. 移动患者手术平台　机械臂、摄影臂和手术器械组成移动患者手术平台。床旁机械臂系统为器械臂和摄像臂提供支撑。

助手医生在无菌区内的床旁机械臂系统边工作，在手术过程中更换各种手术器械和三维高清内窥镜，协助主刀外科医生完成手术。出于安全角度考虑，例如手术中出现突发情况时，助手医生比主刀医生更优先控制床旁机械臂系统的运动，当助手医生进行器械及机械臂操作时，主刀医师在控制台上的手术操作动作是被锁止的，不能有任何有效动作。

3. 三维成像视频镜像处理平台　此平台包含先进的影像系统和能量平台，并提供达·芬奇手术系统组件之间的通信和处理功能。它是集能量平台、影像处理和信息通信的集成中心。它还自带一个可触摸的高清显示屏，可以实时显示手术过程，供手术室里的每个人观看。该平台还可以放置各类辅助手术设备，交由护士操作。

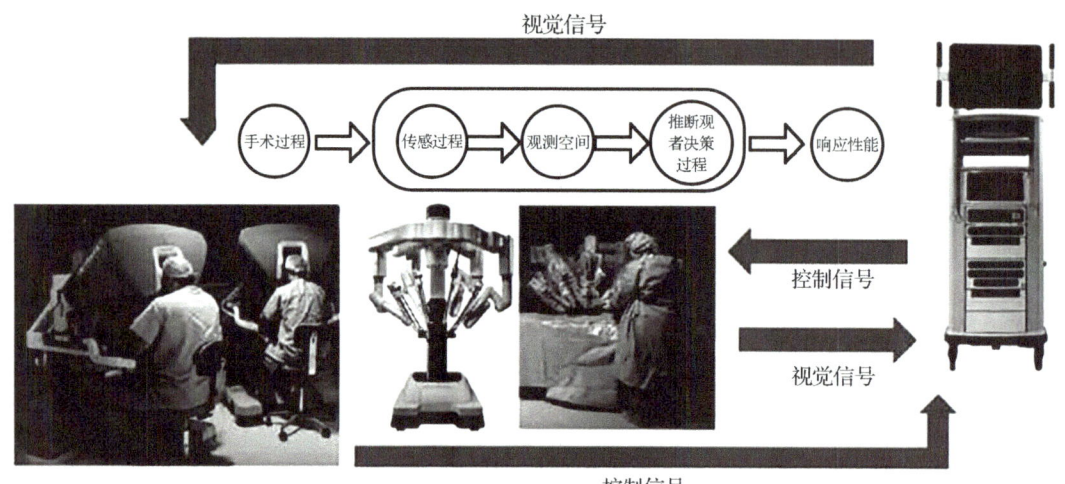

图 2-25　达·芬奇手术机器人

国内的手术机器人发展迅速，妙手和康多等手术机器人在远程手术方面取得了令人瞩目的成就。2018 年 12 月，世界上首例基于 5G 通信技术的远程动物实验在国产康多机器人、华为和福建联通的通力合作下，取得了成功。在福建福州市，国产康多机器人的主从系统两个系统分开部署，相隔 50 公里，借助华为和联通共同研发的 5G 无线网络互联主刀医生远程无线控制床旁操作系统进行动物实验，通过控制 2 个机械臂（双极电凝和电凝钩）和镜头臂，顺利在 60 分钟内完成猪的肝樱形切除，验证了机器人远程手术的稳定性和安全性，手术允许的操作延迟在 200 毫秒以内，一旦超过这个数值，就容易给手术效果带来影响，这是华为首次 5G 远程动物手术，平均延时仅为 100 毫秒，效果是很理想的。

第三章 无菌技术

> 【学习目的和要求】
> 1. 掌握洗手、穿脱手术衣和戴无菌手套的方法。
> 2. 掌握手术区域皮肤消毒和铺巾方法。
> 3. 熟悉常用的灭菌法和消毒法。
> 4. 熟悉手术室的无菌操作规则和管理制度。

无菌技术是指专门用于防止微生物污染手术区域所采取的一系列预防措施,包括无菌设施、消毒及灭菌技术、无菌操作规则及管理制度。自19世纪中期无菌技术的概念被提出以来,该技术从简单的洗手换衣发展到现在,已形成了一整套先进、系统和行之有效的措施,使手术感染的发生率大大降低。如今,实施外科无菌技术已成为一所医院、一个外科工作人员最基本的条件之一。

一、概述

(一)消毒

消毒法是用化学消毒剂消灭微生物的方法,包括器械消毒、手术室消毒、手术人员的手臂消毒及患者的皮肤消毒。消毒法只能杀灭病原菌与其他有害微生物,但不能杀死细菌芽孢。

1. 化学消毒剂的使用原则

(1)根据物品的性能及病原体的特性,选择合适的消毒剂。

(2)严格掌握消毒剂的有效浓度、消毒时间和使用方法。

(3)需消毒的物品应洗净擦干,有轴节的器械浸泡时打开轴节,将物品浸没于溶液内。

(4)消毒剂应定期更换,挥发剂应加盖并定期测定比重,及时调整浓度。

(5)浸泡过的物品,使用前需用无菌等渗盐水冲洗,以免消毒剂刺激人体组织。

2. 常用化学消毒方法

(1)浸泡法:选用杀菌谱广、腐蚀性弱、水溶性消毒剂,将物品浸没于消毒剂内,在标准的浓度和时间内达到消毒灭菌目的。

(2)擦拭法:选用易溶于水、穿透性强的消毒剂,擦拭物品表面,在标准的浓度和时间内达到消毒灭菌目的。

(3)熏蒸法:采取加热方式或加入氧化剂,使消毒剂呈气体状,在标准的浓度和时间内达到消毒灭菌目的。适用于室内物品及空气消毒,或精密贵重仪器和不能蒸、煮、浸泡的物品(如血压计、听诊器以及传染病患者用过的票证等),均可用此法消毒。

(4) 喷雾法：借助普通喷雾器或气溶胶喷雾器，使消毒剂产生微粒气雾弥散在空间内，进行空气和物品表面的消毒。如用1%漂白粉澄清液或0.2%过氧乙酸溶液作空气喷雾。对被细菌芽孢污染的表面，每立方米喷雾2%过氧乙酸溶液8 ml，作用30分钟（在18℃以上的室温下）后可达99.9%杀灭率。

(5) 环氧乙烷气体密闭消毒法：将环氧乙烷气体置于密闭容器内，在标准的浓度、湿度和时间内达到消毒灭菌目的。环氧乙烷是广谱气体杀菌剂，能杀灭细菌繁殖体及芽孢，以及真菌和病毒等。穿透力强，对大多数物品无损害，消毒后可迅速挥发，特别适用于不耐高热和温热的物品，如精密器械、电子仪器、光学仪器、心肺机、起搏器、书籍文件等，无损害和腐蚀等副作用。本品沸点为10.8℃，只能灌装于耐压金属罐或特制安瓿中。

【注意事项】
①环氧乙烷应存放在阴凉、通风、无火源、无电开关处。用时轻取轻放，勿猛烈碰撞。②消毒时，应注意环境的相对湿度和温度。钢瓶需加温时，水温不可超70℃。③消毒容器不能漏气（检测有无漏气，可用浸有硫代硫酸钠指示剂的滤纸片贴于可疑部位。如有漏气，滤纸片将由白色变成粉红色）。袋内物品放置不宜过紧。④环氧乙烷有一定吸附作用，消毒后的物品应放置在通风环境中，待气体挥发后再使用。⑤本品液体对皮肤、眼及黏膜刺激性强，如有接触，立即用水冲洗。⑥在环氧乙烷消毒的操作过程中，如有头晕、头痛等中毒症状，应立即离开现场，至通风良好处休息。

3. 消毒剂的性质与消毒水平

(1) 高水平消毒剂杀菌谱广、消毒方法多样，如环氧乙烷、过氧乙酸、甲醛、戊二醛、含氯消毒剂（漂白粉、三合一、次氯酸钠、优氯净等）。高水平消毒剂性质不稳定，需现用现配。

(2) 中等水平消毒剂的特点是溶解度好、性质稳定、能长期贮存，但不能作灭菌剂。如碘伏、碘酒、乙醇、煤酚皂、高锰酸钾等。

(3) 低水平消毒剂性质稳定、能长期贮存，无异味，无刺激性，但杀菌谱窄，对芽孢只有抑制作用。如季铵盐类（如苯扎溴铵、度米芬、消毒净）、氯己定（洗必泰）等。

(二) 灭菌

灭菌法是指用物理方法及化学灭菌剂彻底消灭与伤口或手术区接触的物品上所附着的细菌，以防止手术感染的方法。灭菌法能杀灭一切活的微生物（包括细菌芽孢等）。分为物理灭菌法和化学灭菌法，以物理方法为主。常用的物理灭菌法有高温灭菌法、紫外线灭菌法、电离辐射灭菌法等，其中以高温灭菌法最为普遍。

1. 高温灭菌法 高温对细菌具有明显的致死作用，因此最常用于消毒和灭菌。多数无芽孢细菌经55~60℃作用30~60分钟后死亡。湿热80℃经5~10分钟可杀死所有细菌繁殖体和真菌。细菌的芽孢对高温有很强的抵抗力，例如炭疽芽孢杆菌的芽孢，可耐受5~10分钟煮沸，肉毒梭菌的芽孢则需煮沸3~5小时才死亡。

高温灭菌法分湿热灭菌法和干热灭菌法两大类，在同一温度下，前者的效力比后者大。这是因为：①湿热中细菌菌体蛋白较易凝固；②湿热的穿透力比干热大；③湿热的蒸汽有潜热存在。水由气态变为液态时放出的潜热，可迅速提高被灭菌物体的温度。

(1) 湿热灭菌法

1) 高压蒸汽灭菌法：是临床应用最普遍、效果可靠的灭菌方法。此法所用灭菌器的式样有很多种，但其原理和基本结构相同，是由一个具有两层壁、能耐高压的锅体所构成，蒸汽进入消毒室内，积聚而产生压力。蒸汽的压力增高，温度也随之增高，当蒸汽压力达到104.0~137.3 kPa时，温度可达121~126℃。此状态下维持30分钟，即能杀死包括具有极强抵抗力的细菌芽孢在内的一切细菌，达到灭菌目的。

使用高压蒸汽灭菌器时应注意如下几点：①需要灭菌的各种包裹不应过大、过紧，一般应小于 55 cm×33 cm×22 cm。②包裹不应排列过密，以免妨碍蒸汽的渗透，影响灭菌效果。③易燃或易爆物品如碘仿、苯类等，禁用高压蒸汽灭菌法；锐利器械如刀剪等不宜用此法灭菌，以免变钝。④瓶装液体灭菌时，要用玻璃纸或纱布包扎瓶口，用橡皮塞的，应插入针头排气。⑤要有专人负责，每次灭菌前都要检查安全阀的性能。

2）煮沸灭菌法：可用于金属器械、玻璃及橡胶类物品，在水中煮沸 100℃ 以后，维持 15~20 分钟，一般细菌可被杀灭，但带芽孢的细菌至少需煮沸 1 小时才能被杀灭。高原地区气压低，水的沸点亦低，煮沸灭菌的时间需相应延长。海拔每增高 300 m，灭菌时间应延长 2 分钟。为节省时间和保证灭菌质量，高原地区可应用压力锅作煮沸灭菌。压力锅的蒸汽压力一般为 127.5 kPa，锅内最高温度可达 124℃ 左右，10 分钟即可灭菌。

应用此法时应注意：①物品需全部浸入水中。②橡胶类和丝线应于水煮沸后放入，15 分钟即可取出。③玻璃类物品用纱布包好，放入冷水中煮。如为注射器，应拔出针芯，用纱布包好针筒、针芯。灭菌时间从水煮沸后算起，如中途加入物品，则应重新计时。

（2）干热灭菌法：干热的杀菌作用是通过脱水干燥和大分子变性来完成的。一般细菌繁殖体在干燥状态下，80~100℃ 经 1 小时可被杀死；芽孢则需 160~170℃ 经 2 小时才死亡。

1）焚烧：直接点燃或在焚烧炉内焚烧。这是一种彻底的灭菌方法，但仅适用于废弃物品或动物尸体等。

2）烧灼：直接用火焰灭菌，适用于金属器械、微生物学实验室的接种环、试管口等的灭菌。用于金属器械灭菌时，将器械置于搪瓷或金属盆中，倒入 95% 乙醇少许，点火直接燃烧，可达到灭菌目的。但此法常使锐利器械变钝，又会使器械失去原有的光泽，因此仅用于急需的特殊情况。

3）干烤：利用干烤箱灭菌，一般加热至 160~170℃ 经 2 小时。适用于高温下不变质、不受损、不蒸发的物品，例如玻璃器皿、瓷器、玻璃注射器等的灭菌。

4）红外线：红外线是一种波长为 0.77~1000 μm 的电磁波，尤以 1~10 μm 波长的热效应最强。但热效应只能在照射的表面产生，因此不能使物体均匀加热。红外线的杀菌作用与干热相似，利用红外线烤箱灭菌所需的温度和时间亦同于干烤。此法多用于医疗器械的灭菌。

2. 辐射灭菌法

（1）紫外线灭菌法：波长 200~300 nm 的紫外线（包括日光中的紫外线）具有杀菌作用，其中以 265~266 nm 最强，这与 DNA 的吸收光谱范围一致，紫外线主要作用于 DNA，使一条 DNA 链上相邻的两个胸腺嘧啶共价结合而形成二聚体，干扰 DNA 的复制与转录，导致细菌的变异或死亡。紫外线穿透力较弱，普通玻璃、纸张、尘埃、水蒸气等均能阻挡紫外线，故只能用于手术室、传染病房、细菌实验室的空气消毒，或用于不耐热物品的表面消毒，杀菌波长的紫外线对人体皮肤、眼睛有损伤作用，使用时应注意防护。

（2）电离辐射灭菌法：电离辐射包括高速电子、X 射线和 γ 射线等。在足够剂量时，对各种细菌均有致死作用。其机制在于产生游离基，破坏 DNA。电离辐射常用于大量一次性医用塑料制品的消毒，亦可用于食品的消毒，而不破坏其营养成分。

（3）微波灭菌法：微波是一种波长为 1 mm 到 1 m 左右的电磁波，可穿透玻璃、塑料薄膜与陶瓷等物质，但不能穿透金属表面，消毒中常用的微波有 2450 MHz 与 915 MHz 两种，多用于检验室用品、非金属器械、无菌病室的食品食具、药杯及其他用品的消毒。

3. 化学灭菌法 锐利器械、内镜和腹腔镜等不适于热力灭菌的器械，可用化学药液浸泡消毒。常用的化学消毒剂有下列几种。

（1）70%乙醇能使细菌蛋白质变性沉淀，常用于刀片、剪刀、缝针及显微器械的消毒。一般浸泡30分钟。乙醇应每周过滤，并核对浓度一次。

（2）2%中性戊二醛水溶液可使蛋白质变性，浸泡时间为30分钟，用途与70%乙醇相同。灭菌时间为10小时。药液需每周更换一次。

（3）10%甲醛溶液能干扰蛋白质代谢和DNA合成，浸泡时间为20~30分钟。适用于输尿管导管等树脂类、塑料类以及有机玻璃制品的消毒。

（4）1:1000苯扎溴铵（新洁尔灭）溶液浸泡时间为30分钟，亦可用于刀片、剪刀、缝针的消毒，但效果不及戊二醛溶液。目前常用于持物钳的浸泡。

（5）1:1000氯已定（洗必泰）溶液浸泡时间为30分钟，抗菌作用较新洁尔灭强。

【注意事项】

①浸泡前，器械应去油污。②消毒物品应全部浸在消毒液内。③有轴节的器械应将轴节张开；管、瓶类物品的内面亦应浸泡在消毒液内。④如中途加入其他物品，应重新计算浸泡时间。⑤使用前应将物品内外的消毒液用灭菌生理盐水冲洗干净。

4. 气体熏蒸灭菌 适用于室内空气及不能浸泡且不耐高温的器械和物品的消毒。如精密仪器、纤维内镜等。

手术室应用较多的是福尔马林熏蒸法，所用熏箱一般是由有机玻璃制成，分成2~3层，每层通过孔洞相通。在最底格放一器皿，内盛高锰酸钾和40%甲醛，将需消毒的物品放在上面各层。福尔马林的用量按熏箱体积计算，一般用量为40~80 ml/m³，加入的高锰酸钾（g）与福尔马林的用量（ml）比为1:2。此法可消毒丝线、内镜线缆、手术电凝器等，熏蒸1小时即可达到消毒目的。但灭菌需6~12小时。

5. 清洁、保管和处理 一切器械、敷料和用具在使用后，都必须经过一定的处理，才能重新进行消毒，供下次手术使用。其处理方法随物品种类、污染性质和程度而不同。凡金属器械、玻璃、搪瓷等物品，在使用后都须用清水洗净，特别须注意沟、槽、轴节等处的去污，金属器械还须擦油防锈；各种橡胶管还须注意冲洗内腔，然后擦干。

6. 其他重要相关内容

（1）灭菌的监测：由于灭菌效果受多种因素的影响，所以在处理时必须加以监测。目前常用的方法有以下几种。

1）仪表监测：即依靠灭菌设备上的有关仪表，如温度计、压力计等进行控制，并通过自动记录仪记录备查。

2）化学指示剂：利用化学物质特征性的颜色或其他反应指示作用因子的强度和时间。

3）生物指示剂：直接用细菌的存亡来证明是否达到灭菌的要求。

4）程序监测：根据灭菌处理的程序作回顾性或前瞻性监测。

手术室工作中使用较多的是化学监测法，近年来化学指示剂的发展较快，既可指示作用的强度，又可指示作用的时间，已广泛用于高压蒸汽、环氧乙烷和甲醛熏蒸灭菌。有贴于包外的化学指示胶带或胶签，用于表示该物是否经过灭菌处理；也有放于包内中央的指示卡（管），用于表明包内物品是否达到灭菌要求。

（2）无菌物品的保存

1）设无菌物品室专放无菌物品，所有物品均应注明消毒灭菌日期、名称以及执行者的姓名。

2）高压灭菌的物品有效期为7天，过期后需重新灭菌才能使用。

3）煮沸灭菌和化学灭菌有效期为12小时，超过有效期限后，必须重新灭菌。

4）已打开的灭菌物品只限24小时内存放手术间使用。

5）无菌敷料室应每日擦拭框架和地面1~2次，每日紫外线灯照射1~2次。

6）无菌敷料室应专人负责，做到三定：定物、定位、定量。

7）对被特殊感染患者污染的敷料器械应作两次灭菌后再放回无菌室。手术室中的器械经消毒灭菌后还应注意防止再污染，运送灭菌后的手术包、敷料包等，不论从供应室领取或是手术室内周转，均应使用经灭菌的推车或托盘，决不可与污染物品混放或混用。手术室内保存的灭菌器材，应双层包装，以防开包时不慎污染。小件器材应包装后进行灭菌处理，连同包装储存。存放无菌器材的房间，应干燥无尘，设通风或紫外线消毒装置，尽量减少人员的出入，并定期进行清洁和消毒处理。

（3）手术室管理的基本要求

1）个人卫生和健康：手术室工作人员应严格讲究卫生。指甲应剪短，呼吸道疾病、开放伤口、眼鼻喉部感染者，均不宜进入手术室。

2）手术室制度

A. 工作人员进入手术室制度：严格遵守无菌原则，穿手术室备好的衣、裤、鞋，戴口罩、帽子，保持清洁、安静。禁止吸烟或大声喧哗。有呼吸道感染及化脓性病灶者原则上不得进入手术室。加强工作计划性，减少出入手术室的次数。

B. 手术室参观制度：参观人员应穿手术室准备的衣、裤、鞋，戴口罩、帽子，每间手术室参观人员不超过3人。参观时严格遵守无菌规则，站在指定的地点。参观者不得距手术台过近或站得过高，不得随意走动。参观感染手术后不得再到其他手术间参观。

C. 消毒隔离制度：每次手术后彻底清扫洗刷，清除污染敷料和杂物，紫外线灯照射消毒，接台手术需照射30分钟后才可再次施行手术。所用物品、器械、敷料、无菌物品应每周灭菌一次。打开的无菌物品及器械保留24小时后应重新消毒灭菌，氧气管、各种导管、引流装置等用后浸泡在消毒液内消毒，并每天更换消毒液一次，定期作细菌培养。无菌手术间与有菌手术间相对固定，无条件固定者，应先施行无菌手术，后施行污染或感染手术，

D. 手术室空气消毒：手术室内空气应定期消毒，通常采用乳酸消毒法。100 m^3 空间可用80%乳酸12 ml倒入锅内，置于三脚架上，架下置酒精灯加热，待乳酸蒸发完后将火熄灭，紧闭30分钟后打开门窗通风。

二、术前准备

（一）手术人员准备

手术人员的准备工作包括常规准备，手、手臂皮肤的准备，以及穿无菌手术衣和戴无菌手套等。

1. 手术人员常规准备

（1）手术人员进入手术室后，必须更换手术室的专用鞋和手术衣、裤，以免将外部灰尘带入手术室内。

（2）尽可能更换内、外衣，未更换者，应避免将衣领、衣袖外露，洗手衣下襟应放在裤内，防止衣着宽大影响消毒隔离，上衣袖口平上臂上1/3。

（3）戴好手术室专用帽子、口罩，帽子完全遮住头发，口罩必须遮住口鼻。

（4）修剪指甲，长度应不超过指尖，并除去甲缘下积垢。戴眼镜者可用肥皂液涂擦镜片后再擦干，以免呼出的热气上升使镜片模糊。

（5）手臂皮肤有破损或有化脓性感染者、患有传染性疾病且处于传染期者（如呼吸道感染等）不能参加手术。

视频：术前洗手准备

（6）穿戴手术室着装者，不得离开手术室。外出时，必须更换外出衣及室外鞋。

2. 手、手臂皮肤的准备 外科手术前医务人员用肥皂（皂液）和流动水洗手，再用手消毒剂清除或者杀灭手部暂居菌和减少常居菌的过程即外科手消毒（surgical hand antisepsis）。外科手消毒为手卫生的重要内容，使用的手消毒剂可具有持续抗菌活性，其目的是预防和控制病原体传播，防止术后感染的发生。方法有多种，手术人员可根据情况选择。

据研究，先用肥皂水洗净手，再按刷手法用肥皂水刷洗1分钟，可以除去97%皮肤暂居菌，连续2~4分钟可以除尽，可见这种刷洗清洁法颇有意义。但肥皂水刷洗法对皮肤常居菌的清除，则是按一定的对数比例递减，6分钟刷洗可减少1/2，10分钟刷洗可减少2/3。若刷洗时间相同，则细菌的减少与刷洗的频率成正比。因而，此法必须继以乙醇等消毒，使皮肤常居菌减少到2%。

虽然手臂消毒方法很多，但都包括清洁和消毒两个步骤：先用皂液或洗手液，按"七步洗手法"彻底清洗手臂，去除表面污渍，然后用消毒剂作皮肤消毒。目前常用的手消毒剂有乙醇、异丙醇、氯己定、碘伏等。消毒方法有刷洗法、冲洗法和免冲洗法。

传统的手臂消毒方法有肥皂刷手后消毒液浸泡法、氨水刷手法和紧急简易手臂消毒法等。氨水刷手在国内医院已经很少应用。肥皂刷手法在欧美、日本已经不用，在国内也很少使用，其缺点是操作时间长，对手臂皮肤刺激性较大。随着各类新型消毒剂的问世，新的手臂消毒方法应运而生，不仅刷手时间短，消毒效果好，且消毒作用能保持较长时间。各消毒剂的使用要求略有不同，但都强调消毒前的皮肤清洁步骤。

目前外科手消毒遵循以下原则：先洗手，后消毒；不同患者手术之间、手套破损或手被污染时，应重新进行外科手消毒。

（1）肥皂刷手-乙醇浸泡法

1）先用肥皂将手、前臂、肘部和上臂下1/2清洗一遍（图3-1）。

2）取第一把无菌洗手刷，蘸灭菌肥皂液洗刷两手臂。洗刷部位分三段：双手、双腕和前臂、双肘和肘上10 cm（上臂下1/3）范围。按指尖、指甲下缘、指甲、甲沟、指掌、指内外侧、指间、指背、手掌、手背、腕、前臂、肘及肘上

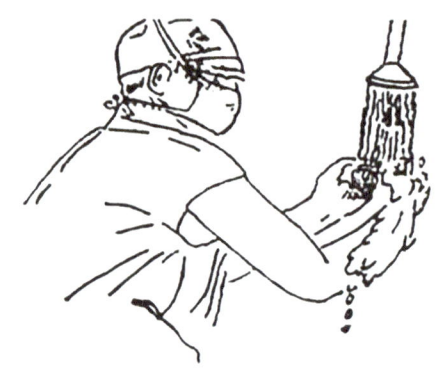

图3-1 自来水冲洗

10 cm的顺序，左右交替进行。刷洗时要均匀，不得漏刷，动作稍快，并适当用力。每刷一次3分钟左右。

3）用流水冲净肥皂液（水龙头开关应为长柄，以便洗手者用头部自行控制，或设脚踏开关或电感应开关控制水流）。将双手抬高，手指朝上、肘朝下，冲洗时从手开始，使水自手部流向肘部。注意肘部的水不可逆流至手部，并勿在肘后部皮肤上遗留肥皂泡沫。

4）再取第二把无菌刷刷洗，方法同上。如此连续刷洗3遍，共约10分钟。

5）取一条无菌小毛巾，擦干双手后，将小毛巾对折成三角形，放于一手腕部，三角尖端指向手部。另一手抓住下垂两角（图3-2），拉紧毛巾旋转，逐渐向上移动至肘上，再将小毛巾翻面对折（或另取一块无菌巾，也可与第一块同时取出），用同

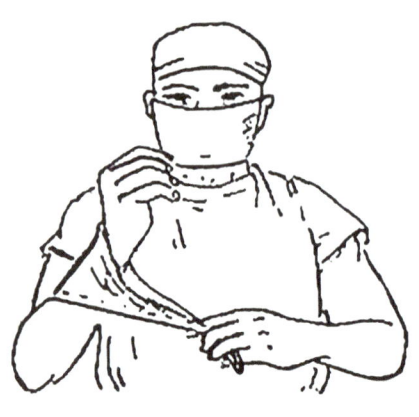

图3-2 小毛巾擦手

样的方法擦干另一手臂。注意小毛巾不能向手部倒退移动，握巾的手不能接触小毛巾已使用过的部分。擦干的目的是避免将水带入泡手桶中使乙醇浓度稀释而降低消毒效果。

6）将手和手臂浸泡在盛有 75% 乙醇的泡手桶内 5 分钟，浸泡范围应达肘上 6 cm。浸泡时各手指分开，用桶内小毛巾轻擦双手及前臂。浸泡完毕，屈曲肘部使乙醇由肘部流入泡手桶内。双手保持拱手姿势，手臂不应下垂，手也不可触及桶边和未消毒的物品，否则，应重新洗手。浸泡后的手臂应待其自然干燥，或用乙醇桶内的纱布（或小毛巾）轻轻蘸干。

7）洗手消毒完毕后，保持拱手姿势。双手远离胸部 30 cm 以外，向上不能高于肩部，向下不能低于剑突，手臂不能下垂。入手术间时用背部推开门或用感应门，手臂不可触及未消毒物品，否则需重新刷洗、浸泡消毒。

（2）苯扎溴铵（新洁尔灭）洗手法：对乙醇过敏的手术人员适宜本法。新洁尔灭溶液是一种能抑制细菌呼吸酶的消毒液。其刷手的方法与肥皂刷手 - 乙醇浸泡法相同，刷手时间可缩短为 5 分钟。洗手后将手臂浸泡在 1% 新洁尔灭溶液内 5 分钟。在浸泡前彻底冲净皮肤上的肥皂残液，因为新洁尔灭在水中可溶解成阳离子活性剂，肥皂在水中溶解成阴离子活性剂，由手臂带入的肥皂残液将明显降低新洁尔灭的杀菌效力。浸泡完毕后，应拱手待自然干燥，不可用毛巾擦干，否则会影响新洁尔灭在皮肤表面形成的药膜。每桶新洁尔灭消毒液应在使用 40 人次后更换。

（3）活力碘洗手法：活力碘为聚乙烯吡咯烷酮与碘的络合物。其作用广泛，将其涂擦在皮肤上，络合物慢慢释放的新生态碘使微生物组织的氨基酸或核苷酸上的某些基团碘化，从而达到抑制或杀灭微生物的作用。活力碘具有较强和较长时间的杀菌作用。

1）先用肥皂清洗双手、前臂至肘上 10 cm。

2）用浸润 10% 活力碘（含有效碘 1%）的纱布或海绵块涂擦双手、前臂至肘上 10 cm，共刷 5 分钟，清水冲净。

3）无菌小毛巾擦干。

4）取活力碘纱布或海绵块两手交替依次涂擦手指、指蹼、掌、前臂至肘上 6 cm，不脱碘即可穿手术衣，戴手套。

（4）碘伏洗手法：碘伏也为聚乙烯吡咯烷酮与碘的络合物，其作用机制与活力碘相似，操作方法与活力碘洗手法相同。

（5）灭菌王洗手法：灭菌王是不含碘的高效复合型消毒液。

1）用清水冲洗双手及手臂。

2）用无菌毛刷蘸灭菌王溶液 3~5 ml，刷手和前臂至肘上 10 cm，时间为 3 分钟，清水冲洗。

3）无菌小毛巾擦干。

4）用浸润灭菌王的纱布或海绵块涂擦手和前臂至肘上 6 cm，待干后穿手术衣和戴手套。注意本品禁与肥皂、甲醛、红汞、硝酸银合用。

（6）免刷手外科手消毒法

1）流动水湿润双手、前臂和上臂下 1/2。

2）取洗手液适量（约 5 ml），均匀涂布双手、前臂至肘上 10 cm 处，注意指甲和指间部位，用流动水彻底冲净。

3）再取适量洗手液按七步洗手法（图 3-3）揉搓双手、前臂至肘上 10 cm。

4）用洁净流动水自手、前臂至肘部冲洗，手掌部位应高于肘部，使水由手掌流向肘部，并且避免碰到洗手衣（图 3-1）。

5）使用无菌干毛巾依次擦干双手、前臂至肘上 10 cm，严禁来回擦手（图 3-2）。

6）消毒双手：操作方法根据是否冲洗分为冲洗手消毒方法和免冲洗手消毒方法两种。

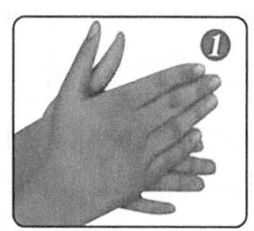 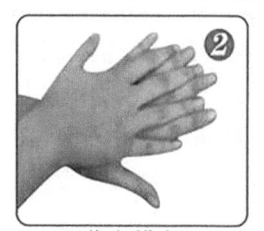 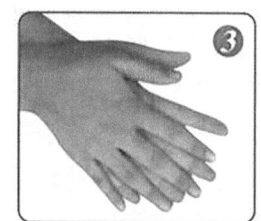 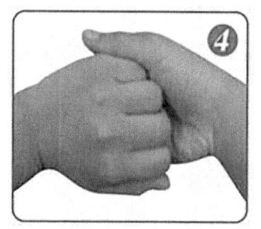
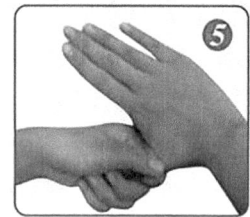 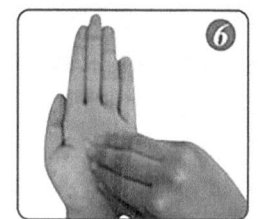 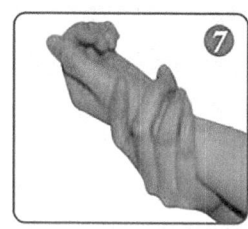

第一步洗手掌：掌心相对，手指并拢相互摩擦

第二步洗背侧指缝：手心对手背，沿指缝相互搓擦，双手交换进行

第三步洗掌侧指缝：掌心相对，双手交叉沿指缝相互摩擦

第四步洗指背：弯曲各手指关节，半握拳把指背放在另一手掌心旋转搓擦，双手交换进行

第五步洗拇指：一手握另一手大拇指旋转搓擦，双手交换进行

第六步洗指尖：弯曲各手指关节，把指尖合拢在另一手掌心旋转搓擦，双手交换进行

第七步洗手腕、手臂：搓洗手腕、手臂，达肘上10 cm，双手交换进行

图3-3　七步洗手法

A. 冲洗手消毒方法：取适量的手消毒剂涂抹至双手的每个部位、前臂和上臂下1/3，并认真揉搓2~6分钟，用流动水冲净双手、前臂和上臂下1/3，无菌巾彻底擦干。流动水应达GB5749的规定，特殊情况水质达不到要求时，手术医师在戴手套前，应用醇类手消毒剂再消毒双手后戴手套。手消毒剂的取液量、揉搓时间及使用方法遵循产品的使用说明。

B. 免冲洗手消毒方法：免冲洗手消毒方法是目前外科手消毒最常用的方法。

操作方法：取适量的手消毒剂于一手掌心，另一手指尖（包括整个指甲部）在该手掌心内揉搓。用剩余的手消毒剂环形涂抹于另一手的前臂至上臂下1/3。换手取适量的手消毒剂于手掌心，另一手指尖在该掌心内揉搓。用剩余的手消毒剂环形涂抹于另一手的前臂至上臂下1/3。取适量（约5 ml）的手消毒剂并使之覆盖于整个手表面至手腕，双手互相揉搓至手腕部，顺序为"内、外、夹、弓、大、立、腕"。待消毒剂自然干燥后，可以开始穿无菌手术衣、戴无菌手套。

依据实际情况需要，重复以上步骤进行外科手消毒，每次手消毒时间不少于60秒（图3-4）。

7）连续手术洗手法：如手术者要参加多台手术，在第一台手术后脱下手术衣和手套。然后在75%乙醇或1%新洁尔灭内浸泡5分钟，或者重新涂抹消毒液，稍晾干后穿无菌手术衣、戴无菌手套再次上台手术。注意在脱手套过程中手部不能接触手套外面，以免污染。如双手已被污染或前一次手术为污染手术，则在连台手术前必须按洗手法重新洗手，消毒手和手臂。

8）急诊手术洗手法：当患者生命危急、需紧急手术时，客观条件不容许按常规程序洗手，此时只需用肥皂进行一般清洗，用毛巾擦干后先戴一双无菌手套，然后穿无菌手术衣，使手套在手术衣袖口里面，最后再戴一双无菌手套；也可用3%碘酊涂擦手及手臂，再用乙醇脱碘后，即戴手套和穿手术衣。另外，灭菌王洗手法、活力碘或碘伏洗手法都可作为急诊洗手法。

步骤1：①、②、③		
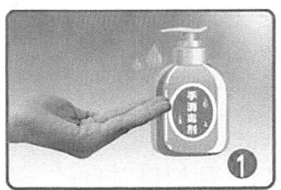 取适量的手消毒剂于左手掌上	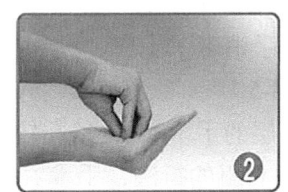 将右手手指尖浸泡于消毒剂中（≥5 s）	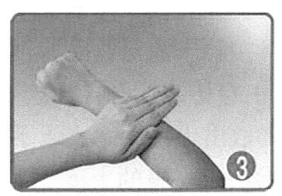 将手消毒剂涂抹在右手、前臂直至上臂下1/3，确保通过环形运动环绕前臂至上臂下1/3，将手消毒剂完全覆盖皮肤区域，持续揉搓10~15 s，直至消毒剂干燥
步骤2：取适量的手消毒剂放置在右手掌上，左手重复步骤1的②③		
步骤3：①、②、③、④、⑤、⑥、⑦		
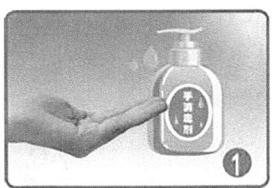 取适量的手消毒剂，放置在手掌上	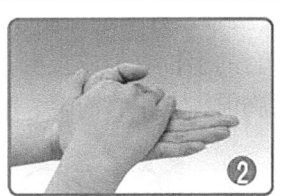 掌心相对，手指并拢，相互揉搓	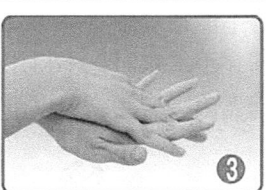 手心对手背，沿指缝相互揉搓
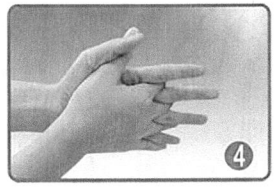 掌心相对，手指交叉，指缝相互揉搓	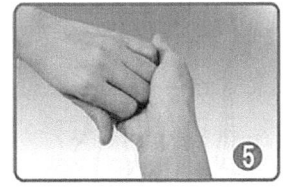 弯曲手指关节在掌心旋转揉搓	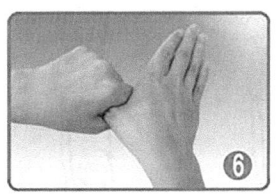 大拇指在掌心旋转揉搓
	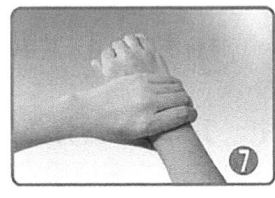 揉搓双手直至手腕，揉搓至手部干燥	

图 3-4　手消毒方法

【注意事项】

刷手时应由手指到手臂，双手交替对称逐渐上行，用力适当，不能漏刷，尤其应该注意甲缘、甲沟、指蹼、前臂尺侧和肘部的刷洗；冲洗时两手向上屈肘，使水从指尖流向肘部，而肘部的水不可流向手部；用新洁尔灭洗手法，手、手臂浸泡完毕待其自然干燥，不可用毛巾擦干，以免影响皮肤表面形成的药膜而降低药效；擦手的毛巾尖端朝手部，擦手顺序为手腕、前臂、上臂，不可倒擦，抓巾的手指不可接触小毛巾用过的部分。

3. 穿无菌手术衣和戴无菌手套的方法　手和手臂消毒仅能清除皮肤表面的细菌，而在皮肤褶皱和皮肤深层如毛囊、皮脂腺等部位存在的细菌则不易被完全消灭，手术中这些细菌会逐渐转移到皮肤表层，所以在手和手臂消毒后还必须穿无菌手术衣和戴无菌手套，以防细菌污染手术野造成感染。

（1）穿无菌手术衣：双手消毒后，呈拱手姿势，进入手术间，穿手术衣（此过程中手臂消毒部分不可接触未消毒物品，否则需重新洗手消毒）。

1）穿传统后开襟无菌手术衣（图3-5）

①取出无菌手术衣（手不得触及下层的手术衣），站在较宽敞的地方。

②认清衣服的上下、正反面并注意衣服的折法，手术衣的衣襟（开口）和袖口对自己，双手提起衣领两端，远离胸前及手术台和其他人员，轻轻抖开手术衣。

③将手术衣轻轻向前上方抛起，两手臂顺势伸入袖内，并向前平行伸展。

④由巡回护士在身后协助拉开衣领两角并系好背部衣带，穿衣者将手向前伸出衣袖（可两手臂交叉将衣袖推至腕部，或用手插入另一侧手术衣袖口内面，将手术衣袖由手掌部推至腕部，避免手部接触手术衣外面。）

⑤稍弯腰使腰带悬空（避免手接触手术衣正面），两手交叉提起腰带中段向后传递（腰带不交叉，手不能超过腋中线），请巡回护士将腰带系好（巡回护士避免接触穿衣者的手指）。

⑥穿手术衣时，不得用未戴无菌手套的手拉衣袖或接触其他部位，以免污染。

⑦无菌区域为：肩以下、腰以上的胸前，双手、前臂、腋中线以前的侧胸。

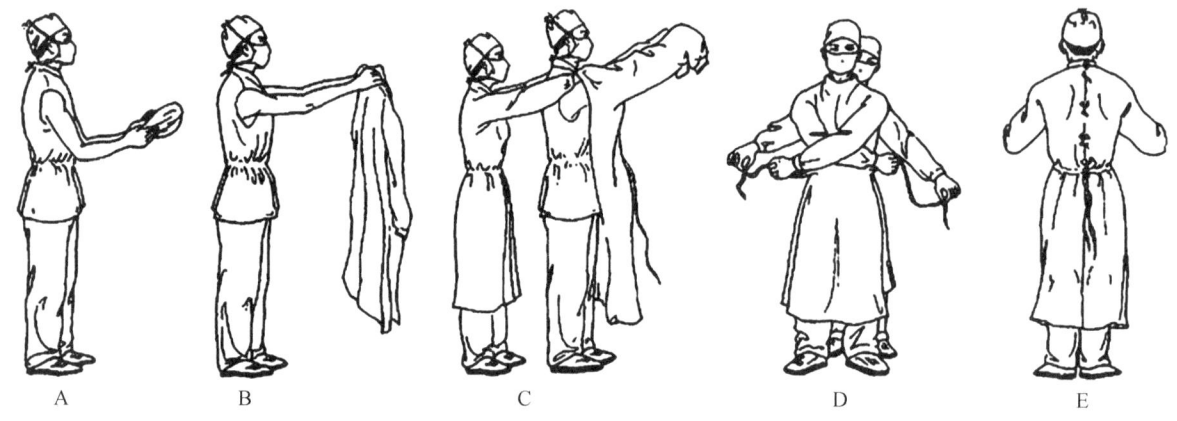

图3-5　穿传统后开襟无菌手术衣

2）穿包背式无菌手术衣：在手术中，手术人员的背部往往会触及手术器械台，以及手术人员相互接触而造成无菌区的污染，包背式手术衣是在普通手术衣的背部增加了一块三角巾，穿妥后可将术者背部包裹，减少了手术中污染的机会。

穿包背式无菌手术衣方法如图3-6所示。

①外科手消毒后，取出无菌手术衣，站在较宽敞的地方。

②认清衣服的上下、正反面并注意衣服的折法。手术衣的衣襟（开口）和袖口对自己，提住衣领，向两边分开，轻轻抖开手术衣。

③将手术衣轻轻向前上方抛起，两手臂顺势伸入袖内，并向前平行伸展。

④请巡回护士从身后抓住两侧的衣领角向后拉，双手前伸出袖口。

⑤戴好无菌手套。

⑥解开胸前衣带的活结，右手捏住三角部相连的腰带，递给巡回护士或已穿戴好手术衣和手套的手术人员。协助穿衣者应用消毒钳夹住腰带的尾端，穿衣者原地自转一周，接传递过来的腰带并于胸前系好。

⑦无菌区域为：肩以下、腰以上的胸前，双手、前臂、侧胸及手术衣后背。

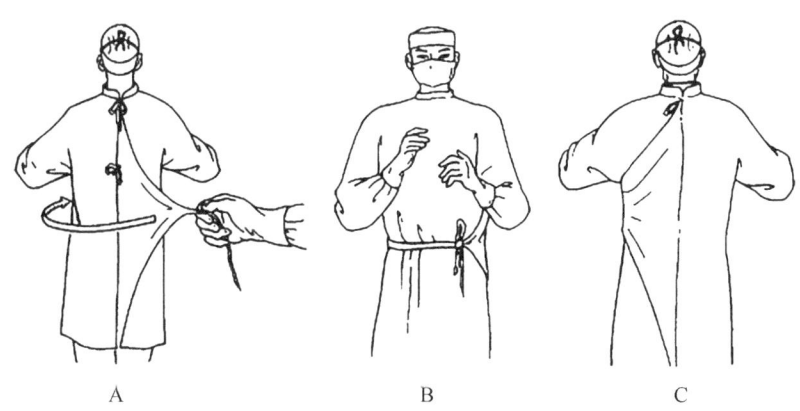

图 3-6　穿包背式无菌手术衣

【注意事项】

穿无菌手术衣时，需在手术间找一空间稍大的地方，以免被污染。

取衣时应一次整件地拿起，不能只抓衣领将手术衣抱出无菌区。穿衣时，双手不能高举过头或伸向两侧，否则手部超出视野范围，容易碰触未消毒物品。未戴手套的手不能触及手术衣的正面，更不能将手插入胸前衣袋内。传递腰带时，不能与协助穿衣人员的手相接触。

（2）戴无菌手套：目前，多数医院使用经高压蒸汽灭菌的干手套或一次性无菌干手套，已不使用消毒液浸泡过的湿手套。

1）传统式戴无菌手套（图 3-7）

①取出手套夹内无菌滑石粉包，轻轻敷擦双手，使之干燥、光滑。

②提起手套腕口翻折处，将手套取出，使手套两拇指掌心相对，先将一手插入手套内，对准手套内五指轻轻戴上。注意手勿触及手套外面。

③用已戴好手套的手指插入另一手套的翻折部里面，协助未戴手套的手插入手套内，将手套轻轻戴上。注意已戴手套的手勿触及手套内面。

④将手套翻折部翻回，盖住手术衣袖口。

⑤用无菌生理盐水将手套上的滑石粉冲洗干净。

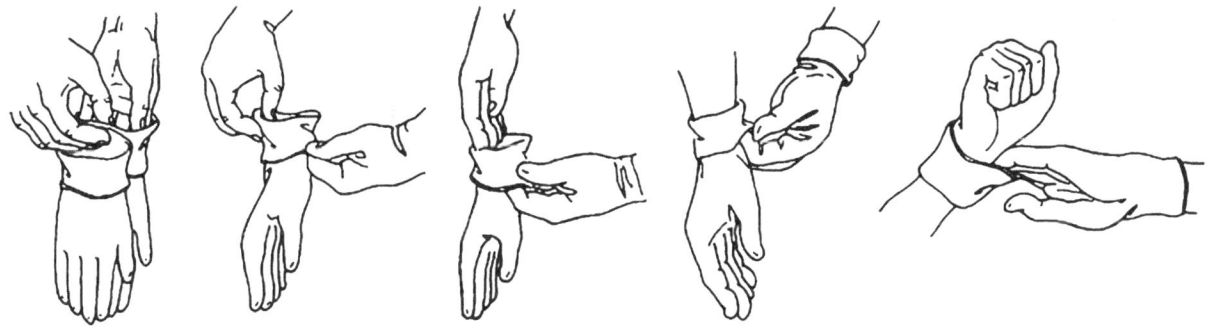

图 3-7　传统式戴无菌手套

2）无接触式戴无菌手套（图 3-8）

①外科手消毒后，穿包背式无菌手术衣，由巡回护士协助系好衣带，双手存于袖内不出袖口。

②右手隔着衣袖取出左手的无菌手套，扣于左手袖口上，手套的手指朝向自己，各手指相对。

③左手隔着衣袖抓住手套翻折边，右手隔着衣袖捏住另一侧翻折边，将手套翻套于袖口上，手指迅速伸入手套内。

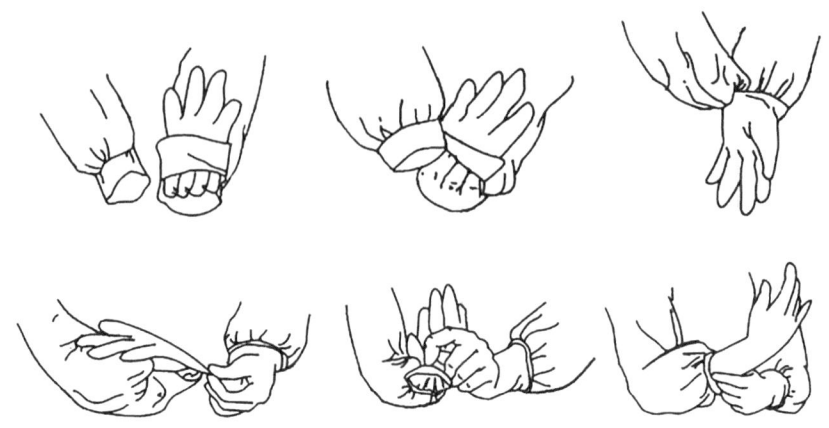

图 3-8　无接触式戴无菌手套

④再用已戴好手套的左手，同法戴右手手套。

【注意事项】

（1）穿上无菌手术衣、戴上无菌手套后，肩部以下、腰部以上、腋前线以前、双上肢为无菌区。此时，手术人员的双手不可在此无菌范围之外任意摆动，穿好手术衣后手应举在胸前。

（2）未戴无菌手套的手，不可接触无菌手套外面，已戴无菌手套的手，不可接触未戴无菌手套的手和非无菌物；戴好无菌手套后，用无菌生理盐水冲净手套外面的滑石粉，以免落入伤口；术中无菌手套一旦有破损或污染，应立即更换。

（3）无菌手术衣和无菌手套都是灭菌物品，而手术人员手臂则是消毒水平，在操作时要严格按规程进行，操作原则是消毒水平的手臂不能接触灭菌水平的衣面和手套面。

4. 脱手术衣及手套法　术后洗净手套上的血迹，先脱手术衣，后脱手套。由巡回护士解开背带及领口带。

（1）脱手术衣法

1）他人帮助脱衣法：自己双手抱肘，由巡回护士将手术衣肩部向肘部翻转，然后再向手的方向扯脱，手套的腕部随之翻转于手上。

2）个人脱手术衣法：左手抓住右肩手术衣，自上拉下，使衣袖翻向外。同法拉下左肩手术衣。脱下全部手术衣，使衣里外翻，保护手臂及洗手衣裤不被手术衣外面所污染。最后脱下手术衣扔于污衣袋中。

（2）脱手套法

1）手套对手套法脱下第一只手套：先用戴手套的手提取另一手的手套外面脱下手套，不得触及皮肤。

2）皮肤对皮肤法脱下第二只手套：用已脱手套的拇指伸入另一戴手套的手掌部以下，并用其他各指协助，提起手套翻转部脱下，手部皮肤不接触手套的外面。

3）亦可用右手插入左手手套翻折部（左手套的外面），将左手手套脱至手掌部，再以左手拇指插入右手手套的翻折部（右手套的内面）脱去右手手套，最后用右手指在左手掌部（左手套的内面）脱下左手手套。脱第一只手套时勿将手套全部脱去，留住部分以帮助脱另一只手套。

（二）手术区准备

1. 手术前的一般准备　为防止皮肤表面的细菌进入切口内，患者在手术前1日或当日应准备皮肤，又称备皮。如下腹部手术，剃除腹部及会阴部的毛发；胸部和上肢的手术应剃除胸部及腋下毛发；头颅手术应剃除一部分或全部头发。皮肤上若留有油垢或胶布粘贴痕迹，需用乙醚或松节油擦净，除去皮肤上的污垢并进行沐浴、更衣。骨科的无菌手术除常规准备皮肤外，术前每天用75%乙醇消毒手术部位一次，连续3天，并用无菌巾包裹。烧伤后和其他病变的肉芽创面施行植皮术以前，需换药，尽量减轻感染和减少分泌物。

2. 手术区皮肤消毒 目的是杀灭皮肤切口及其周围的细菌。一般由第一助手在外科手消毒后完成。

（1）常用消毒剂：2.5%~3%碘酊、70%乙醇、10%活力碘（含有效碘为1%）、碘伏、0.11%苯扎溴铵等。使用碘酊消毒时必须用70%乙醇脱碘。对于黏膜、婴儿皮肤、面部皮肤、肛门、外生殖器等部位，可用刺激性小、作用较持久的0.75%吡咯烷酮碘消毒。

（2）消毒方法

1）一般情况下，第一助手在手臂消毒后，站在患者右侧（如腹部手术），检查消毒区皮肤清洁情况。

2）（不戴手套）接过器械护士递过的卵圆钳和盛有浸过消毒剂的棉球或小纱布块弯盘，左手托持弯盘，右手持卵圆钳夹持纱球（1块纱布蘸3%碘酊，2块纱布蘸70%乙醇）。

3）先用3%碘酊纱布涂擦手术区皮肤，待干后，再用70%乙醇纱布涂擦2遍，脱净碘酊，用上臂带动前臂、腕部稍用力涂擦术野。每遍范围逐渐缩小，最后用乙醇纱布将边缘碘酊擦净。

因碘酊的杀菌作用是通过碘升华过程的游离碘对细菌起杀灭作用，其对皮肤的刺激性也很大，所以待碘酊干燥对细菌产生杀灭能力后，应再用70%乙醇纱布以同样方式涂擦2次，将碘酊脱除。这样不仅发挥了碘酊产生游离碘的强大杀菌力，而且能克服碘酊对皮肤的损害。操作的关键是涂擦均匀，严密无漏，待碘酊干燥后再脱碘。

欧美和日本等国家对手术区皮肤消毒已经很少采用碘酊乙醇消毒法。普遍用0.5% PVP碘进行手术区皮肤消毒，因为该消毒剂既有与碘酊相同的杀菌能力，又无碘酊对皮肤的刺激性。用此剂消毒时只按上法涂擦2次即可，无需脱碘。

（3）消毒方式：小手术野的消毒可从中心向外环形旋转展开。大手术野的消毒从上至下呈平行或叠瓦状涂擦，从切口中心向两侧展开。

（4）消毒原则：由清洁区到相对不洁区。

1）离心形消毒：清洁切口皮肤消毒应从手术切口中心向外周涂擦。

2）向心形消毒：感染伤口或肛门、会阴部的消毒，应从手术区外周清洁部向感染伤口或肛门、会阴部涂擦。

（5）消毒范围：消毒范围包括手术切口周围15~20 cm的区域（图3-9）。

1）头部手术皮肤消毒范围：头及前额。

2）口、唇部手术皮肤消毒范围：面唇、颈及上胸部。

3）颈部手术皮肤消毒范围：上至下唇，下至乳头，两侧至斜方肌前缘。

4）锁骨部手术皮肤消毒范围：上至颈部上缘，下至上臂上1/3处和乳头上缘，两侧过腋中线。

5）胸部手术皮肤消毒范围：（侧卧位）前后过中线，上至锁骨及上臂1/3处，下过肋缘。

6）乳腺癌根治手术皮肤消毒范围：前至对侧锁骨中线，后至腋后线，上过锁骨及上臂，下过脐平行线。如大腿取皮，则大腿过膝，周圈消毒。

7）上腹部手术皮肤消毒范围：上至乳头、下至耻骨联合，两侧至腋中线。

8）下腹部手术皮肤消毒范围：上至剑突、下至大腿上1/3，两侧至腋中线。

9）腹股沟区及阴囊手术皮肤消毒范围：上至肚脐线，下至大腿上1/3，两侧至腋中线。

10）颈椎手术皮肤消毒范围：上至颅顶，下至两腋窝连线。

11）胸椎手术皮肤消毒范围：上至肩，下至髂嵴连线，两侧至腋中线。

12）腰椎手术皮肤消毒范围：上至两腋窝连线，下过臀部，两侧至腋中线。

13）肾手术皮肤消毒范围：前后过中线，上至腋窝，下至腹股沟。

14）会阴部手术皮肤消毒范围：耻骨联合、肛门周围及臀，大腿上 1/3 内侧。

15）四肢手术皮肤消毒范围：周圈消毒，上下各超过一个关节。

【注意事项】

面部、口唇和会阴部黏膜、阴囊等处不能耐受碘酊的刺激，宜用刺激性小的消毒液来代替；涂擦各种消毒溶液时，应稍用力，以便增加消毒剂渗透力；用碘酊消毒时，应待碘酊干后，用乙醇脱碘 2 遍，脱碘必须干净；涂擦时应方向一致，切忌来回涂擦，每次涂擦应有 1/4～1/3 的区域重叠，不可留下未消毒的空白区；已接触消毒范围边缘或污染部位的消毒纱布，不能再返擦清洁处；消毒范围

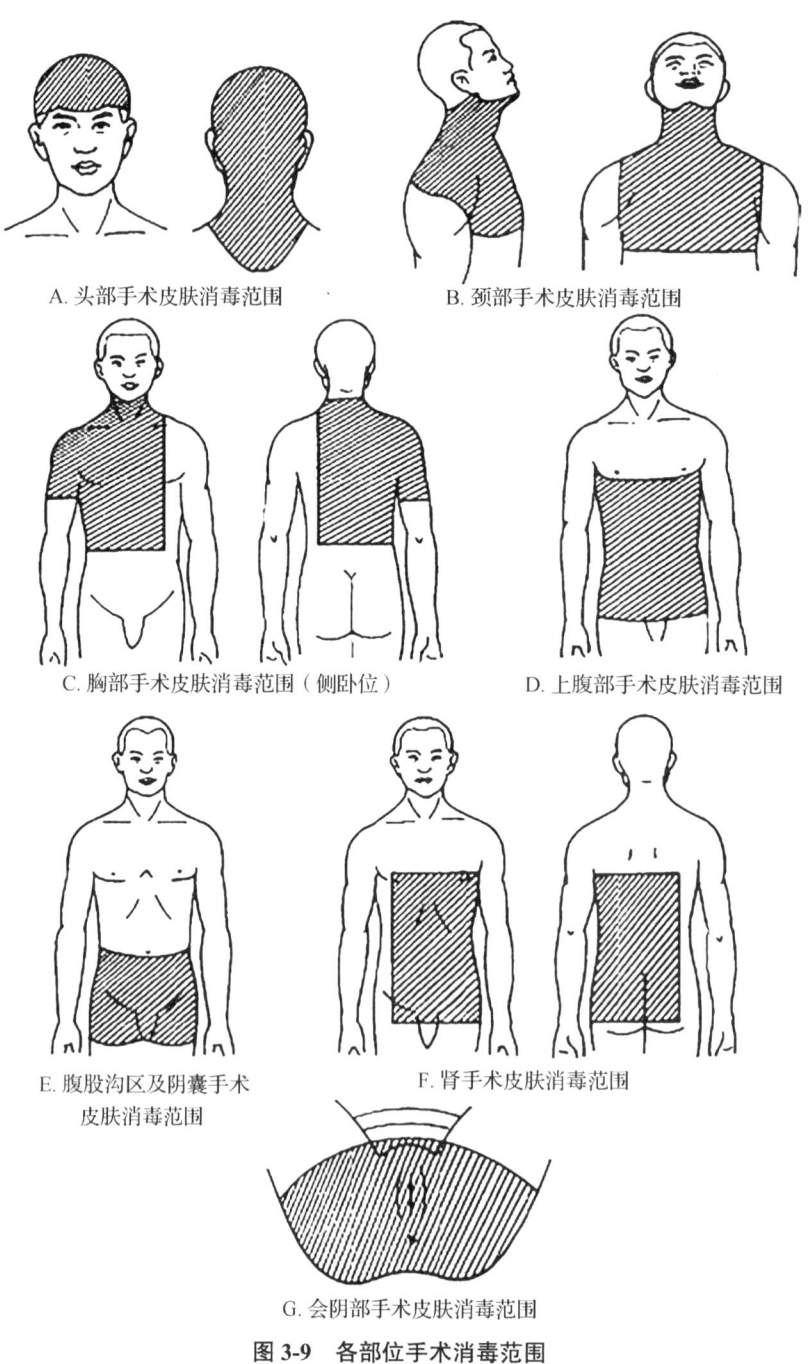

A. 头部手术皮肤消毒范围　　B. 颈部手术皮肤消毒范围

C. 胸部手术皮肤消毒范围（侧卧位）　　D. 上腹部手术皮肤消毒范围

E. 腹股沟区及阴囊手术皮肤消毒范围　　F. 肾手术皮肤消毒范围

G. 会阴部手术皮肤消毒范围

图 3-9　各部位手术消毒范围

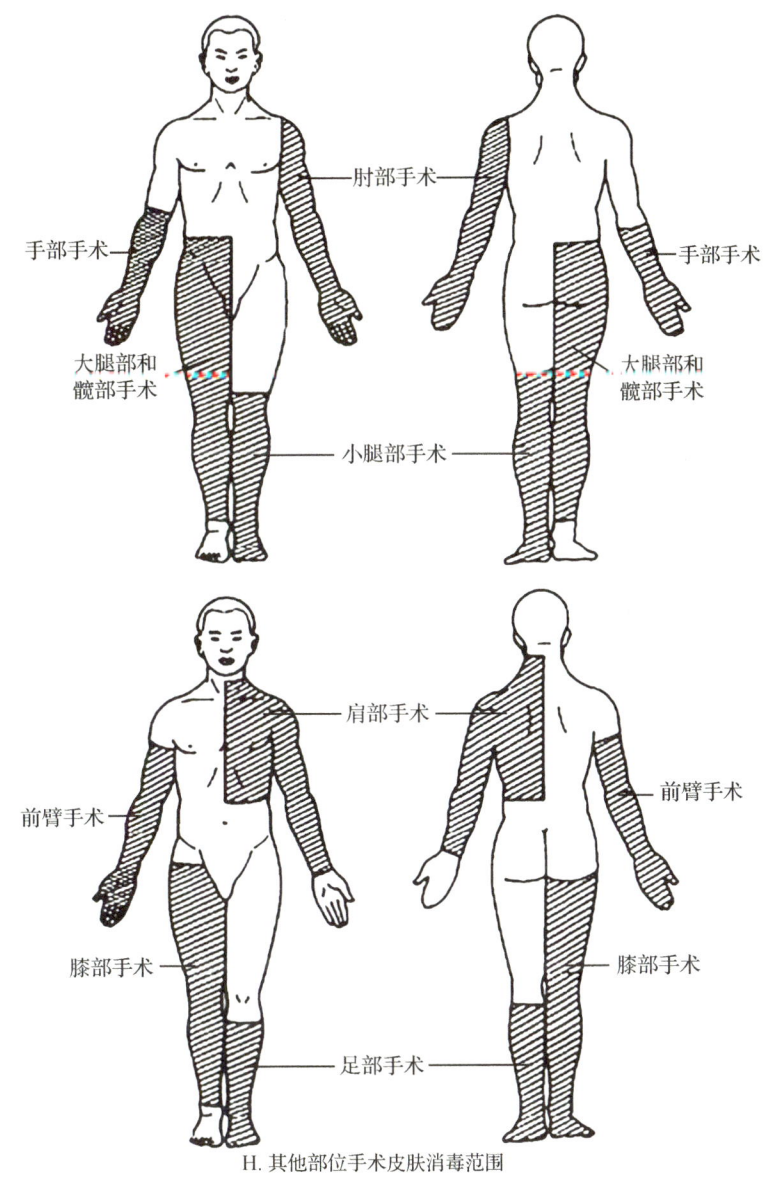

H. 其他部位手术皮肤消毒范围

图 3-9（续）

要包括手术切口周围 15~20 cm 的区域，如有延长切口的可能，则应扩大消毒范围；消毒腹部皮肤时，先将消毒液滴入脐窝内，待皮肤消毒完后，再用棉球擦拭脐窝；消毒液勿蘸过多，以免流散他处，烧伤皮肤；消毒者双手勿与患者皮肤或其他未消毒物品接触，消毒用钳不可放回手术器械桌。

视频：消毒铺单

3. 手术区无菌单的铺置

（1）铺单目的：除显露手术切口所必需的最小皮肤区之外，遮盖手术患者其他部位，使手术周围环境成为一个较大范围的无菌区域，以避免和尽量减少手术中的污染。

（2）铺单原则：铺单时，既要避免手术切口暴露过小，又要尽量少显露切口周围皮肤。中等以上手术特别是涉及深部组织的手术，切口周围至少要有 4~6 层，术野周边要有 2 层无菌巾遮盖。

（3）铺单顺序：先铺 4 块治疗巾，通常先铺操作者的对面，或铺相对不洁区（如下腹部、会阴部），最后铺靠近操作者的一侧（如腹部手术，铺盖顺序为先下方、对侧，后上方、已侧，或先下方、上方，后对侧、已侧）。再在上方、下方各铺一中单，最后铺盖大无菌单。

(4)铺单范围:头侧要铺盖过患者头部和麻醉架,下端遮盖患者足部,两侧部位应下垂过手术床边 30 cm 以下。

(5)铺单方法:以腹部手术铺单为例(图3-10)。

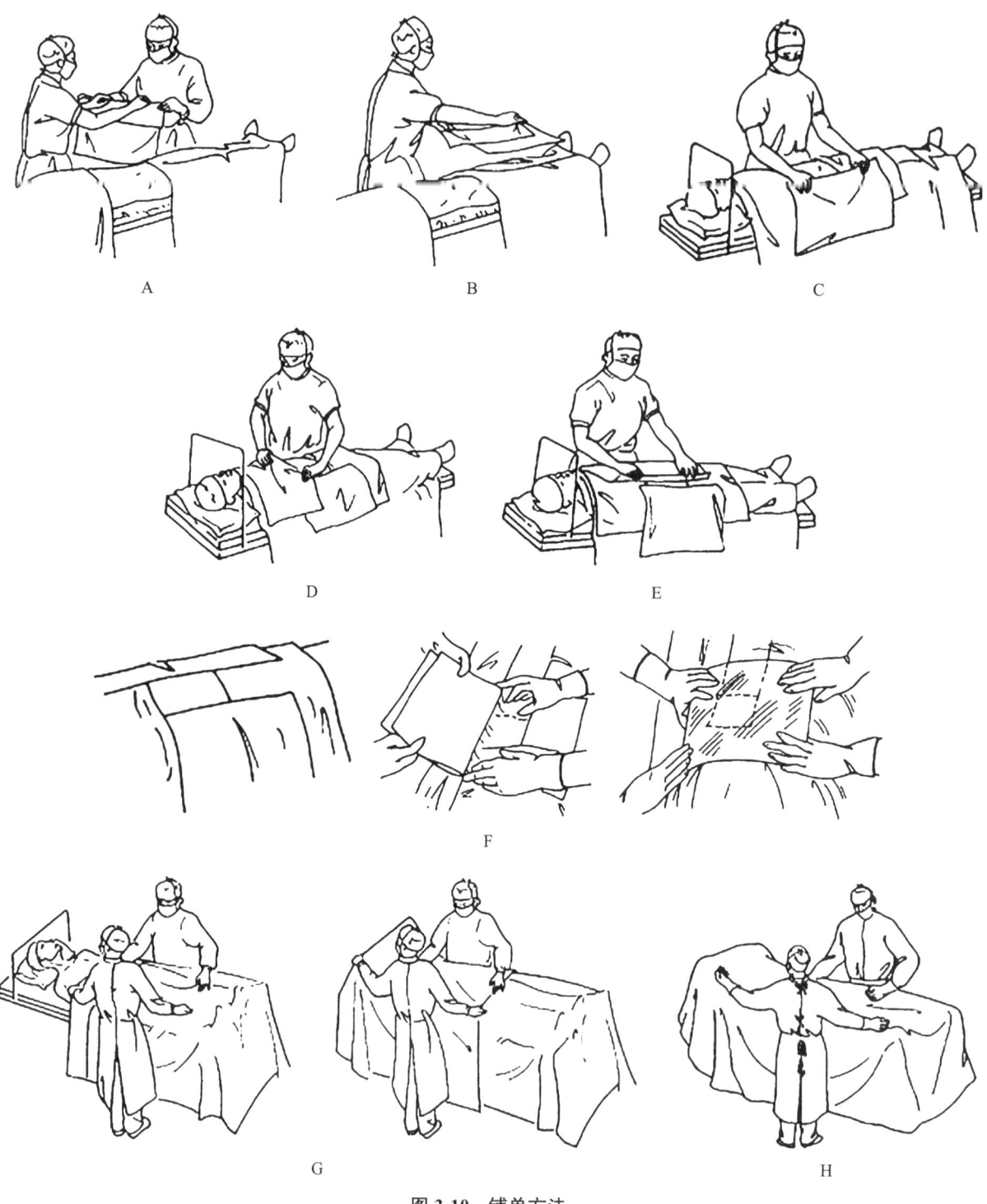

图 3-10 铺单方法

1)铺单者(第一助手)站在患者的一侧,确定切口后,先铺4块无菌治疗巾于切口四周(近切口侧的治疗巾反折1/4,反折部朝下)。

2）器械护士按顺序传递治疗巾，前 3 块折边朝向手术助手，第 4 块折边朝向器械护士。

3）铺单者将第 1 块治疗巾覆盖手术野下方，然后按顺序铺置于手术野对侧、上方和己侧。

4）4 块治疗巾交叉铺于手术野后，以 4 把巾钳固定。使用巾钳时避免夹住皮肤以及使巾钳上翘。

5）如使用消毒薄膜手术巾，则不用巾钳固定，由术者和器械护士将薄膜手术巾放于切口一侧，撕开一头的防粘纸并向对侧拉开，将薄膜手术巾覆盖于手术切口部位。

6）铺好治疗巾后，铺单者应再用消毒剂泡手 5 分钟，或用络合碘制剂涂擦手臂，再穿无菌手术衣、戴无菌手套，中单及大单由穿戴好无菌手术衣和手套的手术人员铺盖。

7）铺单者和器械护士二人分别站在手术床两侧，由器械护士传递中单，在切口下方和上方铺置中单，先铺下方，后铺上方，头侧超过麻醉架，足侧超过手术台。

8）最后铺带孔的剖腹大单，将开口对准切口部位，短端向头部、长端向下肢，寻找到上、下两角，先展开铺上端，盖住患者头部和麻醉架，按住上部，再展开铺下端，盖住器械托盘和患者足端，两侧及足端应下垂过手术床缘 30 cm 以下。

9）如为大手术，在麻醉桌侧横拉一块中单。

10）如需做肋缘下切口，患侧在铺 4 块治疗巾前，在腰背下垫一双折中单，需做腹部横切口时，两侧各垫一双折中单。

11）铺治疗巾时，双手只接触治疗巾的边角部，避免接触手术切口周围的部分。铺中单、大单时，要手握单角向内卷遮住手背，以防手碰到周围有菌物品（如麻醉架、输液管等）而被污染。

【注意事项】

（1）在铺单前，应先确定切口部位。铺单外露切口部分的范围不可过大，也不可过于窄小，行探查性手术时需留有延长切口余地。铺好 4 块治疗巾后，用巾钳固定，防止下滑。

（2）无菌巾铺下后，不可随意移动，如位置不准确，只能由手术区向外移，而不能向内移（以免污染手术区），否则更换手术巾，重新铺巾。

（3）消毒的手臂不能接触靠近手术区的灭菌敷料，铺单时，双手只接触手术单的边角部，未戴手套的手不得触碰器械护士已戴手套的手。

（4）手术野四周及托盘上的无菌单为 4~6 层，手术野以外为 2 层以上。

（5）无菌单的头端应盖过麻醉架，两侧和尾部应下垂超过手术台边缘 30 cm。

（6）打开的无菌单与治疗巾，勿使其下缘接触无菌衣腰部平面以下及其他有菌物品。铺无菌单时如被污染应当即更换。

（7）铺置第一层无菌单者不穿无菌手术衣，不戴无菌手套。

（8）铺完第一层无菌单后，铺巾者要再次用 70% 乙醇浸泡手臂 3 分钟或用消毒液涂擦手臂，穿无菌衣、戴无菌手套后方可铺其他层无菌单。

（9）固定最外一层无菌单或固定皮管、电灼线等时不得用巾钳，以防钳子移动造成污染，可用组织钳固定。

三、手术过程中的无菌原则

外科手术治疗的成败和手术中的无菌操作有着密切关系。参加手术的人员在手术过程中，必须严格遵守无菌操作规程，否则已建立的无菌环境、已灭菌的无菌物品，仍有受到污染和引起伤口感染的可能，有时可因此而导致手术失败，甚至危及患者生命。手术台上的无菌原则，是整个手术的无菌技术的核心，术中如有违反无菌原则者，必须立即纠正。在整个手术进程中必须按以下原则进行。

1. 严格区分无菌区和非无菌区。穿无菌手术衣、戴无菌手套后，肩部以下、腰部以上、两侧腋前线至胸前区为无菌区；背部、腰部以下和肩部以上都应视为非无菌区，不能接触。

2. 手术过程中只允许在无菌区内操作，接触非无菌区即认为被污染，不可在手术人员背后传递器械及手术用品，手术人员也不可伸手自取。坠落到手术台平面以下的器械物品均视为有菌。如器械越过有菌区，应重新灭菌。

3. 进行手术切口前，戴灭菌手套的手，不要随意触摸患者消毒水平的皮肤，触碰时应垫有灭菌纱布，用完丢掉。切口边缘要以干纱布垫或无菌巾覆盖，并用巾钳或缝线固定于皮下，切开皮肤所用的刀、镊，不能再用于深部，应更换。

4. 术中同侧手术人员如需调换位置，一人应先退后一步，转过身背对背地进行交换，以防触及对方背部有菌区。但绕过器械台时，应面对器械台，以减少污染。

5. 无菌单因水、脓液、血液等浸透，失去无菌隔离作用时，应加盖干的无菌单；一侧衣袖被浸湿或污染时，应更换手术衣或加戴无菌袖套；手套破损或被污染时，应立即更换。

6. 切开空腔脏器（阑尾、子宫、胃肠、胆道）前，应以纱布保护好周围组织，被污染的器械、纱布应另放于一弯盘内，以防止或减少污染。相关部分操作完毕后，所用器械不能再用于处理其他组织。

7. 如因故手术需要暂停进行时（如等待病理冰冻切片报告），切口应用无菌单覆盖。术中进行X线摄片、造影或患者躁动时，应注意保护无菌区不被污染。

8. 术中保持安静，不可闲谈或大声喧哗。必要的谈话或偶有咳嗽时，不要对向手术区，以防飞沫污染。口罩潮湿后要更换，出汗较多时，应将头偏向于一侧，由其他人代为擦去，以免汗液落于手术区内。

9. 两台手术同时进行时，不应互相混用器械、用品。

10. 手术进行中，如需增加器械、物品，应由巡回护士用灭菌钳夹持，传送时手不能靠近器械台。

11. 手术开始前要清点器械、敷料，手术结束时，检查胸、腹等体腔，待核对器械、敷料数量无误后，才能关闭切口，以免异物遗留体腔内，产生严重后果。

12. 切开皮肤前应用70%乙醇涂擦消毒切口部位一次，缝合皮肤后再用70%乙醇涂擦一遍，最后覆盖无菌敷料。

13. 参观人员离无菌区不可过近（应保持20 cm以外的距离），也不可站得过高，尽量减少在室内走动和说话，以减少污染机会。有条件的医院应设专门的隔离看台，或采用网络电视教学。

四、手术人员职责和位置

（一）手术人员职责

手术是集体劳动，进行任何手术前，有关人员都应该知道其职责，明确手术的目的、要求、进程和可能发生的危险。手术组人员一般由4~7人组成，各主要成员的分工和职责叙述如下。

1. 手术者　对手术负全部责任，安排手术进程，并负责主要操作，手术结束后，负责检查手术野无遗留异物后才能关闭切口。确定术后医嘱、书写手术记录。若手术者对该项手术尚无一定的经验，应在上级医师指导下进行。

2. 第一助手　查对患者的病历、X线片，指导安置患者体位，做好切口标志，审核手术器械，负责消毒手术区皮肤，铺无菌巾；协助手术者显露手术野、保护组织、止血、结扎、缝合等。手术完毕后负责包扎伤口。在手术者委托下书写术后医嘱、手术记录。遇有特殊情况，手术者因故离去，第一助手负责完成手术。

3. 第二助手　协助第一助手进行术前准备，协助显露手术野、拭血、清洁手术区、剪线；术后协助包扎伤口、护送患者。书写病理检查单、化验单等。

4. 第三助手 主要职责与第二助手相同。必要时传递器械，应以器械柄对准手术者手掌轻击，同时应交叉递送，暂不用的器械要立即送还器械护士。

5. 器械护士 负责布置器械台，供给手术过程中所需的器械及敷料，对术中送回的器械要及时擦净备用；手术开始前应清点器械、纱布、针线等，手术结束时应核对数目，准确无误后方可关闭切口，最后完成器械、敷料整理及清洁工作。

6. 麻醉师 维持手术所需要的麻醉深度，随时观察与记录患者一般情况，如呼吸、血压、脉搏、瞳孔等，兼管输血、输液，如有变化，应随时报告手术者，并采取必要措施。术毕待患者清醒后，护送患者回病房，并向主管医护人员交代病情及注意事项。

7. 巡回护士 负责检查、供应手术用品，安置患者体位，协助穿、脱手术衣，补充手术所需器械，协助输血、输液及联系工作与抢救工作，与器械护士共同清点器械、纱布、针线等。

（二）手术人员位置

手术人员的位置取决于手术的种类、手术部位和患者体位。

一般在上腹部手术中，手术人员所采取的位置为：手术者在患者的右侧，第一助手在手术者的对侧，第二助手在手术者的左侧，第三助手在第一助手的左侧，器械护士在手术者的右侧，麻醉师在患者的头端。但根据临床实践认为，器械护士在术者的斜对侧更为合理，这样可以观察手术者的手术进程和所需器械的传递。盆腔手术中手术人员所采取的位置与上腹部手术的位置相反，手术者进行手术时一般采取站立位，在特殊部位如肛门、会阴处手术时可以取坐位。

手术中有时须根据需要调换手术人员的位置，以利手术的进行。同侧换位置时，换位人员须将双手置于胸前，与相邻人员背靠背转过身来；对侧换位时，应绕过器械台侧，面对无菌器械台，再站到既定的位置。手术人员在手术进行中如非必要和允许，不得擅自离开手术台。

五、手术室管理规定

（一）手术室的设施

手术室是无菌设施的重要组成部分，应包括几个重要部分。

1. 卫生通道用房 换鞋处、更衣室、淋浴间、风淋室等。
2. 手术用房。
3. 手术辅助用房 洗手间、麻醉间等。
4. 消毒供应用房 消毒间、器械存放间等。
5. 办公用房 医生办公室、工作人员休息室等。根据需要还需配备教学用房及实验诊断用房。

（二）手术室的分区

手术室应根据洁净程度来划分区域。通常，手术室分为污染区、清洁区和无菌区3个区域管理。

1. 污染区 污染区是指接收患者区、更衣室、休息室等，设在手术室最外侧。患者和工作人员应从不同通道进入手术室。接收患者区应保持安静，核对患者及病历无误后，患者换乘手术室平车，以防止外来车轮带入细菌。凡进入手术室的工作人员须换手术室鞋，并更换手术室衣裤，戴好专用帽子、口罩，方可进入清洁区。手术室的衣裤及鞋不可穿出手术室外。

2. 清洁区 清洁区是指办公用房、物品准备间及通向限制区的走廊，设在手术室中间。其为污染区进入无菌区的过渡性区域，进入者不可大声喧哗。凡已做好手臂消毒或已穿无菌手术衣者，切不可再进入此区，以免污染。

3. 无菌区 无菌区是指手术间、洗手间、无菌物品存放间，设在手术室内侧，要求最为严格。非手术人员或非在岗人员禁止入内，手术间内的一切人员及其活动都须严格遵守无菌原则。凡患有急性传染性疾病，尤其是上呼吸道感染者，不得进入手术室。

（三）手术室的消毒

手术室空间存在飞沫和尘埃，常有致病菌，为了预防手术创面受沾染，必须尽可能净化手术室空间。为此一般采取的措施是尽量限制进入手术室的人员数量；手术室的工作人员必须按规定更换着装和戴口罩；患者的衣物不得带入手术室；用湿法清除室内墙面、地面和物品上的尘埃等。

目前常用的空间消毒法有紫外线照射法和化学气体熏蒸法两种方法。

1. 紫外线照射法 多用悬吊紫外线灯管（电压220 V，光波长253.7 nm，功率30 W），距离1 m处，强度>70 μW/cm²，每立方米空间用量>115 W，照射时间大于30分钟。室温宜在20~35℃，相对湿度小于60%，使用过程中，紫外线强度逐渐降低，一般有效期为1000小时，因此，需有消毒效果监测记录。

2. 化学气体熏蒸法

（1）乳酸熏蒸法：用80%乳酸12 ml/m³，加热后所产生的气体能杀灭空气中的细菌。加热后手术间要封闭4~6小时。

（2）福尔马林（甲醛）熏蒸法：用40%甲醛（4 ml/m³）加水（2 ml/m³）与高锰酸钾（2 g/m³）混合，通过化学反应产生的气体能杀灭空气中的细菌，手术间封闭12~24小时。

为了消除空间的尘粒和减少其中的细菌数，现可以采用过滤通气的层流法，手术间建筑成完全或半完全封闭的空间，外界空气经过滤装置通向手术间或手术台周围，滤过的空气中所含微粒数量（包括微生物）可少至每升35个以下。空间换气为间歇性，每小时20~25次，故称为"层流"。采用这种净化方法的手术间可称为"超净手术间"。由于建设费用较高昂，超净手术间尚未普及，目前设置于现代化医院内。

（四）手术室的管理制度

（1）进入手术室人员，必须更换手术衣、裤、鞋，戴手术帽及口罩，帽子要盖住全部头发，口罩要求遮住口鼻，参加手术人员应修剪指甲，除去甲缘污垢。临时出手术室需换外出衣裤和鞋。

（2）手术室内应保持安静，禁止吸烟及大声喧哗，禁止使用移动电话。

（3）手术室应尽量减少参观人数，参观者亦应正规穿戴参观衣、裤、鞋，佩戴口罩、帽子，且只允许在指定地点参观，不得靠手术台过近或过高，不得触碰手术人员，参观感染手术后，不得再到其他手术间参观。

（4）平诊手术需提前一天送手术通知单，并注明所需特殊体位及备用特殊手术器械，急诊手术可临时送手术通知单。

（5）无菌手术间和有菌手术间应相对固定，如连台手术，应先做无菌手术，后做污染或感染手术，严禁在同一个手术间内同时进行无菌及污染手术。每次手术完毕后，应彻底清洗地面、清除污液、敷料及杂物。

（6）手术完毕后应及时清洁或消毒处理用过的器械及物品，对具有传染性疾病患者的手术器械及废物应作特殊处理，手术间亦需按要求特殊消毒。

（7）手术室内应定期进行空气消毒，每周应彻底大扫除一次。

（8）患有手臂化脓性感染和呼吸道炎症的人员不能进入手术室。

（9）手术室外的推车及布单原则上禁止进入手术室，手术患者应在隔离区换乘手术室推床。

附：

【临床情景】 张先生，34岁。转移性右下腹痛2天，加重6小时。腹痛呈持续性，伴恶心、呕吐。查体：体温37.8℃，麦氏点有固定压痛、反跳痛。拟经麦氏切口手术治疗。已完成术前准备，张先生仰卧于手术台上。

【要求】 请用碘伏为患者（医学模拟人）进行手术区域皮肤消毒并铺手术巾、手术单，完成手术者自身无菌准备工作。

附表 外科手术实训操作考核评价标准

项目	项目分	内容及评分标准	满分	得分
刷手法	100	**1. 刷手前准备** 手术人员进入手术室内，要更换手术室专用拖鞋和衣裤。指甲不过长，无污垢，不佩戴饰物。口罩/帽子严实，口鼻、头发不外露。穿好刷手衣裤（上衣束于裤子之内）	10	
		2. 刷手范围 刷手范围全面，不能有遗漏，包括双手、腕、前臂、肘部至肘上10 cm的皮肤	10	
		3. 刷手顺序 刷手顺序正确：先刷指尖、指缝，然后手掌、手背、腕、前臂、双肘至肘部上10 cm，注意指尖、甲缝、指蹼。两侧交替进行，不得遗漏	10	
		4. 冲洗手臂 采取手指朝上、肘朝下姿势进行冲洗，使水自然由手部流到肘部，注意肘部的水不能逆流，刷手衣裤不能弄湿	20	
		5. 消毒巾擦手方法 将消毒小毛巾折成三角形，沿手指向肘部方向顺序擦干，擦过肘部的毛巾不可再回擦手部	10	
		6. 泡手臂法 将双手至上臂下1/3浸泡在盛有70%乙醇桶内完成消毒工作。浸泡完毕后保持拱手姿势（双手上不能过肩，下不能过腰，两侧不能过腋中线）。手臂不可触碰未消毒物品，如误触他物，必须重新刷手	20	
		7. 流畅程度 无菌技术差，动作生疏（0~7分）。无菌技术基本合格，动作生硬（8~14分）。无菌技术合格，动作熟练（15~20分）	20	
手术区皮肤消毒	100	**1. 操作前准备** 口罩/帽子严实，口鼻、头发不外露。穿好刷手衣裤（上衣束于裤子之内）。手消毒后保持拱手姿势进入手术室	10	
		2. 小术野切口 清洁切口消毒范围为手术切口周围15~20 cm，离心形消毒2遍碘伏。如为污染或感染伤口以及肛门等处皮肤的消毒，涂擦消毒液的方向为由手术区周围向中心（向心形）	20	

续表

项目	项目分	内容及评分标准	满分	得分
手术区皮肤消毒	100	**3. 上腹部手术切口** 第一助手持盛有浸过 0.5% 碘伏的棉球或纱布的消毒弯盘与卵圆钳，站于患者右侧（5分） 消毒范围：上至乳头平面，下至耻骨联合平面，两侧至腋中线（5分） 消毒过程中卵圆钳头端不能朝上（5分） 第一遍消毒由手术切口开始，从上到下，左右对称，平行或呈叠瓦形，无遗漏地均匀涂布碘伏（10分） 消毒时应稍用力，以便增加消毒剂渗透力（5分） 注意由清洁区到相对不洁区的原则（5分） 脐部消毒：先将消毒液滴入脐窝内，待皮肤消毒完后，再用棉球擦拭脐窝（5分） 同法消毒 2～3 遍，消毒范围不超过上一次（10分）	50	
		4. 不同手术部位皮肤消毒范围 口述颅脑、颈部、胸部、腹部、腹股沟和会阴、四肢手术的消毒部位及范围（考官任选 2 个，每个 5 分）	10	
		5. 流畅程度 无菌技术差，动作生疏（0～3分）。无菌技术基本合格，动作生硬（4～7分）。无菌技术合格，动作熟练（8～10分）	10	
铺无菌单	100	**1. 操作前准备** 口罩/帽子严实，口鼻、头发不外露。穿好刷手衣裤（上衣束于裤子之内）。手消毒后保持拱手姿势进入手术室	10	
		2. 铺单原则 铺单前，先确定切口位置，外露范围不可过大或窄小，行探查性手术时需留有延长切口余地（5分） 铺无菌单先后顺序：下侧开始逆时针，或从相对不洁侧开始；切口周围至少 4 层（5分） 消毒的手臂不能接触靠近手术区的灭菌敷料，由器械护士传递，铺单时，双手只接触手术单的边角部，未戴手套的手不得碰触器械护士的无菌手套（10分） 注意由清洁区到相对不洁区的原则（5分）	25	
		3. 上腹部手术切口 刷手护士将第 1 块消毒巾折边向着助手，助手接第 1 块治疗巾，盖住切口的下方（5分） 第 2 块治疗巾盖住切口的对侧（5分） 第 3 块治疗巾盖住切口的上方（5分） 第 4 块治疗巾盖住切口的铺巾者的贴身侧（5分） 巾钳的正确使用：4 把巾钳避免夹住皮肤及上翘（5分） 铺中单前应再次刷手后穿无菌手术衣、戴无菌手套；铺单时将单角反卷包裹手部，铺单全程手部不落于腰线以下（10分）	55	

续表

项目	项目分	内容及评分标准	满分	得分
铺无菌单	100	铺中单两块，先铺下方，后铺上方（10分） 铺大单，带有开口的，开口正对切口部位，短端向头部、长端向下肢，先向上展开，盖住麻醉架，再向下展开，盖住手术托盘及床尾，两侧及足端应下垂过手术床缘30 cm以下（10分）	55	
		4. 流畅程度 无菌技术差，动作生疏（0~3分）。无菌技术基本合格，动作生硬（4~7分）。无菌技术合格，动作熟练（8~10分）	10	
穿无菌手术衣、戴无菌手套	100	**1. 穿无菌手术衣** 术者手消毒后从手术衣包中取出已灭菌的手术衣：手不能接触除手术衣以外的其他物品。折叠的手术衣在取出时不能拆散（5分） 找宽敞的地方，尽量面向无菌台，如有多个人员一起，应注意间距，防止互相污染（5分） 双手提衣领两端，轻轻将手术衣抖开：手术衣向下打开时，不能接触洗手衣、无菌台、地面及周围人和物（5分） 略向空中轻抛手术衣，乘势将两手插入衣袖中，两臂前伸，动作不能过大，不能向上及向两侧伸（5分） 巡回护士从背后协助穿衣后，术者戴手套，解开前腰带交给巡回护士后自转一圈系好前腰带（5分） 整个过程注意无菌原则：手术衣不能与周围人和物接触（接触一次减5分）。双手位置不能高于肩部、不能低于腰部（违反一次减5分）	40	
		2. 戴无菌手套 选择一双适宜型号的手套，拆开手套、区分左右手。右手持手套的反折部内面，左手先伸入左手套（10分） 戴手套的左手伸入右手套反折的外面，然后右手伸入手套（5分） 将手套的反折部提到袖口之上，不露出手腕（5分） 整个过程注意无菌原则：未戴手套的手不能接触手套的外面，戴好手套的手不能接触手套的里面（违反一次减5分）。双手位置不得超出无菌区域（违反一次减5分）	40	
		3. 流畅程度 无菌技术差，动作生疏（0~7分）。无菌技术基本合格，动作生硬（8~14分）。无菌技术合格，动作熟练（15~20分）	20	

第四章　外科手术基本操作

【学习目的和要求】

1. 掌握外科手术基本操作方法。
2. 掌握切开、止血、结扎、缝合的基本技术。
3. 掌握剪线的方法。

一、切开与止血

（一）切开

切开是外科手术的第一步，是指使用某种器械（通常为各种手术刀）在组织或器官上造成切口的外科操作过程，是外科手术最基本的操作之一。

1. 切口及选择切口的原则

（1）切口：正确的切口是做好手术的重要因素之一，多年来，外科专家们对很多外科疾患创造了许多典型的定型切口，这对手术成功起了重要作用。以腹部切口为例，典型的切口如图4-1所示。

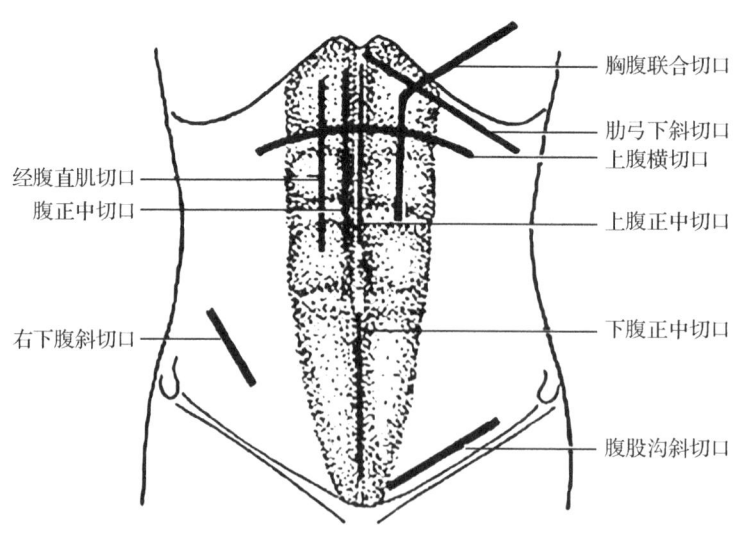

图4-1　腹部常用切口示意图

（2）选择切口的原则：切开首先是选择切口，切口的选择是手术显露的重要步骤，对各部手术的切口选择应根据各种手术的特殊性以及手术野显露的需要全面分析而定，在切口选择上应考虑以下几点：

1）切口应选择病变部位附近，通过最短途径以最佳视野显露病变。

2）切口应对组织损伤小，不损伤重要的解剖结构如血管、神经等，不影响该部位的生理功能。

3）力求快速而牢固的愈合，并尽量照顾美观，不遗留难看的瘢痕，如颜面部手术切口应与皮纹一致，并尽可能选取较隐蔽的切口。

4）切口必须有足够的长度，以能容纳手术的操作和置入必要的器械，切口宁可稍大而勿过小，并且需要时应易于延长。应根据患者的体型、病变深浅、手术的难度及麻醉条件等因素来计划切口的大小。

2. 切开方法及要点 将选定的切口线用1%龙胆紫划上标记，外涂2.5%或3%碘酊，然后消毒皮肤及铺巾，较大的切口由手术者与助手用手在切口两旁或上下将皮肤固定，小切口由术者用左手拇指及示指在切口两旁固定，术者右手执刀，将刀腹部与组织垂直，防止斜切，刀尖先垂直刺入皮肤，然后再转至与皮面成45°斜角，用刀均匀切开皮肤及皮下组织，直至预定切口的长度，再将刀转成90°与皮面垂直方向，将刀提出切口，这样可避免切口两端呈斜坡形状。切开时要掌握用刀力度，力求一次切开全层皮肤，使切口呈线状，切口边缘平滑，避免多次切割导致切口边缘参差不齐而影响愈合。切开时也不可用力过猛，以免误伤深部重要组织。皮下组织宜与皮肤同时切开，并须保持同一长度，若皮下组织切开长度较皮肤切口为短，则可用剪刀剪开。切开皮肤和皮下组织后随即用手术巾覆盖切口周围（现临床上多用无菌薄膜粘贴切口部位后再行切开）以隔离和保护伤口免受污染（图4-2，图4-3）。

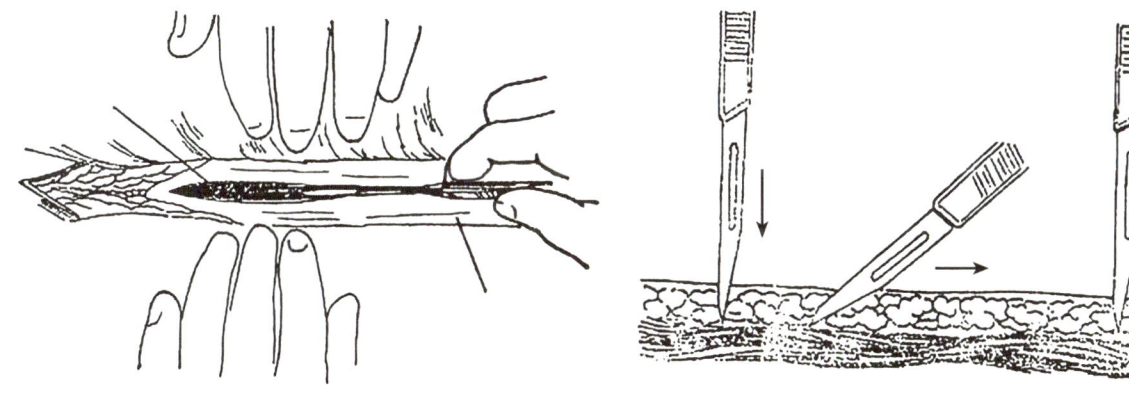

图4-2 切皮时的固定　　　　　　　　图4-3 正确的切皮方法

以经腹直肌切口为例，腹壁切开的步骤如下：

（1）选取切口，常规消毒铺巾，在切口部位粘贴无菌薄膜，经腹直肌切口可选作于左、右、上、下腹部，皮肤切口应位于腹部中线与腹直肌外缘的正中（图4-4）。

（2）切开皮肤及皮下组织。如在切口部位未粘贴无菌薄膜，宜用无菌巾覆盖切口周围护皮，以隔离和保护伤口免受污染（图4-5）。

（3）将腹直肌前鞘先用刀切一个小口，然后用剪刀分别向上下剪开前鞘（图4-6）。

（4）沿肌纤维方向先用血管钳、再用刀柄或手指分离腹直肌束，其腱划处应钳夹切断，然后用丝线结扎（图4-7）。

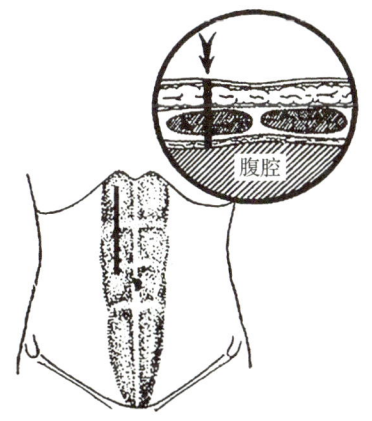

图4-4 选取切口

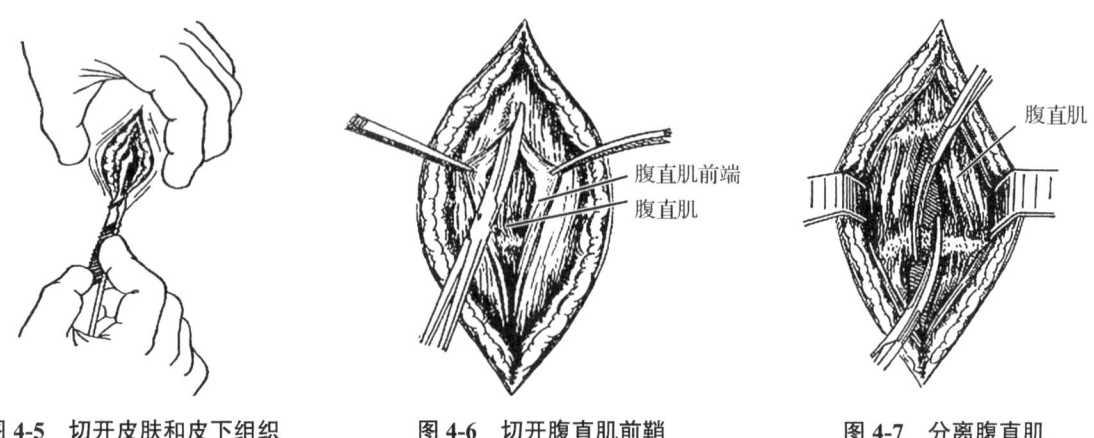

图 4-5　切开皮肤和皮下组织　　　图 4-6　切开腹直肌前鞘　　　图 4-7　分离腹直肌

（5）将腹直肌向两侧牵开，术者及助手分别持镊子及血管钳，将腹直肌后鞘及腹膜夹起，然后在中间切一小口。注意勿损伤腹腔脏器，一般由术者用有齿镊夹起腹膜（图 4-8A），助手用弯血管钳在距术者所夹处对侧约 1 cm 处另行夹起（图 4-8B），然后术者放松所夹腹膜，再重新夹一处，如此重复一次后用刀切开（图 4-8C）。

（6）术者以左手示指、中指（也可用术者及助手的示指）伸入腹腔作引导，有腹膜粘连时应用手分开，用刀（亦可用剪刀）切开腹膜，以免损伤腹内脏器。如用剪刀时，剪尖应向上抬起（图 4-9）。

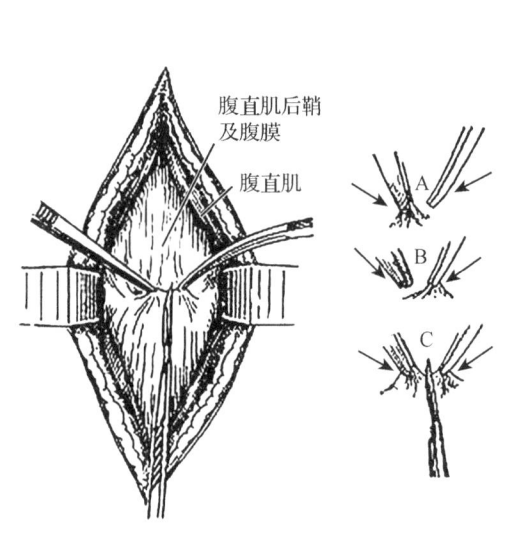

图 4-8　切开腹膜

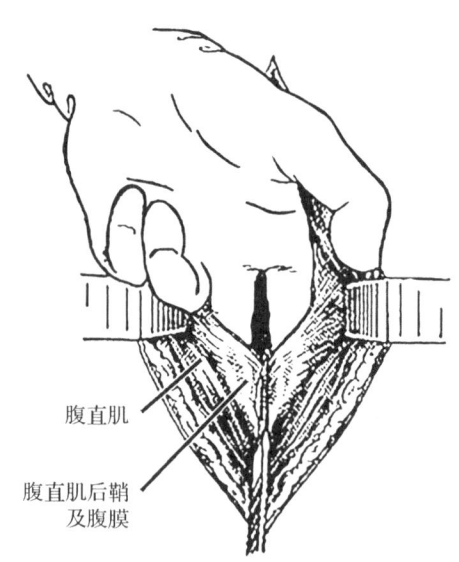

图 4-9　充分暴露腹腔

【注意事项】

（1）切口大小应以方便手术操作为原则。切口过大会造成不必要的组织损伤；切口过小会影响手术操作，延长手术时间，故在术前应作好手术切口的设计。

（2）切开时用力要适当，手术刀刃须与皮肤垂直，以防斜切，避免缝合时不易完全对合。

（3）切开力求一次完成，避免中途起刀再切，特别是在同一平面上多次切开，会造成切缘不整齐和过多损伤组织。

（4）应按解剖学层次逐层切开，并保持切口从外到内大小一致。

（二）止血

手术过程中的组织切开、分离等都会引起出血。及时、完善的止血，既能减少失血量，保持手术视野清晰，还可避免术后出血与继发感染，因此止血是一项重要的基本操作。

1. 压迫止血法 压迫止血法是手术中最常用的止血方法。其原理是以一定的压力使血管破口缩小或闭合，继之由于血流减慢，血小板、纤维蛋白、红细胞可迅速形成血栓，使出血停止。压迫止血可用一般纱布压迫或采用 40~50℃ 的温热盐水纱布压迫止血，加压需有足够的时间，一般需要 2~5 分钟，垂直移去纱布，必要时重复 2~3 次。较大的血管出血，一时无法显露血管时，也可用纱布暂时压迫止血，然后在辨明出血的血管后，再采用其他方法止血，以避免出血过多。

压迫止血还可用纱布填塞压迫法，当术中有大量出血而且患者又处于危急状态，用其他方法不能止血时，可用热盐水纱布条或纱布垫填塞压迫止血，根据情况可在术后 48 小时，最迟不超过 7 天，一次或分次将纱布条或纱布垫缓缓取出，注意取出过早可再度出血，过晚则易并发感染。

2. 结扎止血法 结扎止血法是指用血管钳钳夹出血部位的血管，然后予以结扎或缝扎。此法在手术中最为常用，也是最有效的止血法。

（1）单纯结扎止血：单纯结扎法经常使用，在手术操作过程中，对可能出血的部位或已见的出血点，首先进行钳夹，钳夹出血点时要求准确，最好一次成功，结扎线的粗细要根据钳夹的组织多少以及血管粗细进行选择，血管粗时应单独游离结扎（图 4-10）。结扎时血管钳的钳尖一定要旋转提出，扎线要将所需结扎组织完全套住，在收紧第一结时将提起的血管钳放下、逐渐慢慢松开，第一结完全扎紧时再松钳移去。特别值得一提的是，止血钳不能松开过快，这样会导致结扎部位的脱落或结扎不完全而导致出血，更危险的是因结扎不准确导致术后出血。有时对于粗大的血管要双重结扎，重复结扎，同一血管两道线不能结扎在同一部位，须间隔一些距离，结扎时收线不宜过紧或过松，过紧易拉断线或切割血管导致出血，过松可引起结扎线松脱出血。

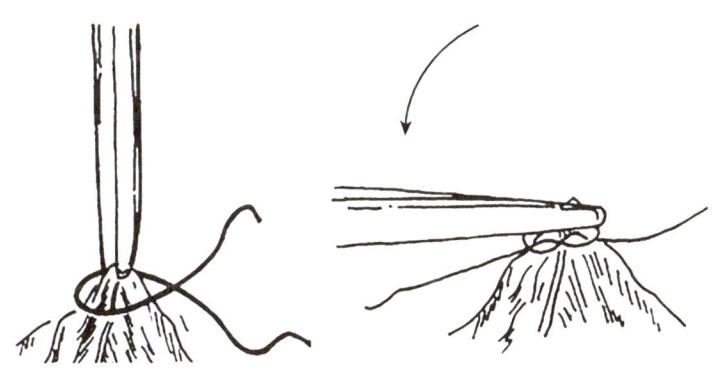

图 4-10 单纯结扎止血法

（2）贯穿结扎止血法：贯穿结扎也名缝扎，将结扎线用针穿过所需结扎组织，但不能穿透血管，然后进行结扎。缝扎是为了避免结扎线脱落，或因单纯结扎有困难。结扎或缝扎血管需准确，根据术中情况对血管进行显露处理，保证止血稳妥、牢靠。常用的方法有"8"字形缝合结扎及单纯贯穿结扎两种（图 4-11）。

3. 止血带止血法 止血带止血常用于矫形外科的四肢手术，特别是手、前臂或足部手术，术中无出血，使手术野清晰。使用止血带应记录止血阻断血运的时间，一次止血持续时间以不超过 1~1.5 小时为宜，如需继续使用，可解除止血带压迫数分钟，使血液循环恢复以后，再按照规范重复操作。

止血带有橡皮止血带（橡皮条和橡皮带）、气性止血带（如血压计袖带）和布制止血带。其操作方法各不相同。

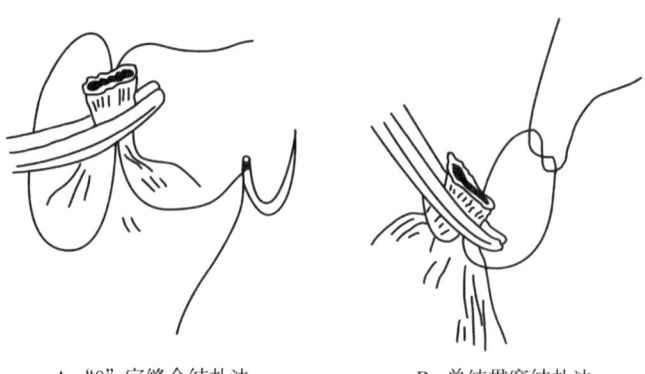

A. "8"字缝合结扎法　　　　B. 单纯贯穿结扎法

图 4-11　贯穿结扎止血法

（1）橡皮止血带：左手在离带端约 10 cm 处由拇指、示指和中指紧握，使手背向下放在扎止血带的部位，右手持带中段绕伤肢一圈半，然后把带塞入左手的示指与中指之间，左手的示指与中指紧夹一段止血带向下牵拉，使之成为一个活结，外观呈"A"字型（图 4-12）。

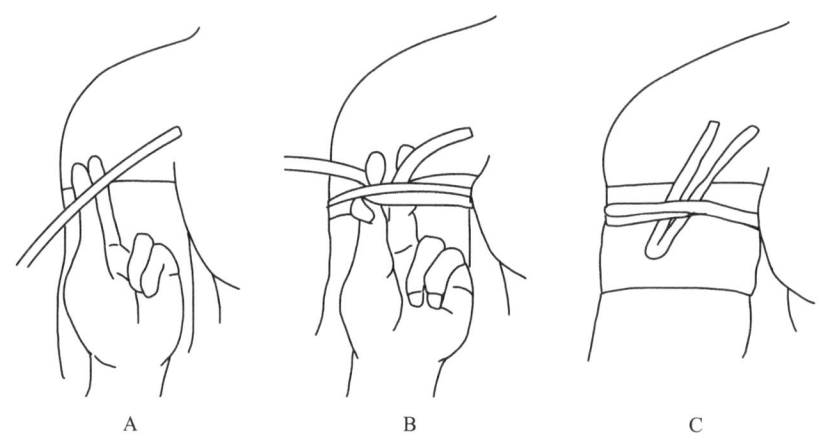

图 4-12　橡皮止血带止血

（2）气性止血带：常用血压计袖带，操作方法比较简单。只需把袖带绕在扎止血带的部位，然后打气至伤口停止出血。

（3）布制止血带：将三角巾折成带状或将其他布带绕伤肢一圈，打个蝴蝶结；取一根小棒穿在布带圈内，提起小棒拉紧，将小棒依顺时针方向绞紧，将绞棒一端插入蝴蝶结环内，最后拉紧活结并与另一头打结固定（图 4-13）。

【注意事项】

（1）部位：上臂外伤大出血应扎在上臂上 1/3 处，前臂或手大出血应扎在上臂下 1/3 处，不能扎在上臂的中 1/3 处，因该处神经走行贴近肱骨，易被损伤。下肢外伤大出血应扎在大腿中上部。

（2）衬垫：使用止血带的部位应该有衬垫，否则会损伤皮肤。止血带可扎在衣服外面，把衣服当衬垫。

（3）松紧度：应以出血停止、远端摸不到脉搏为宜。过松达不到止血目的，过紧会损伤组织。

（4）时间：一般不应超过 5 小时，原则上每小时要放松 1 次，放松时间为 1~2 分钟。

4. 止血剂局部止血法　止血剂局部止血法是指局部用止血剂覆盖一般方法难以止血的创面，如肝、骨质的渗血，起到局部止血的作用。常用的止血剂品种很多，其作用原理是促进血液凝固和提供凝血块支架。

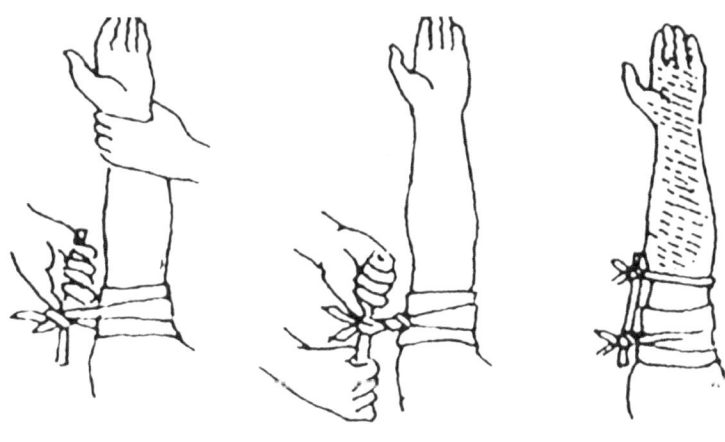

图 4-13 布制止血带止血法

5. 电凝止血法 电凝止血法是指高频电流可以凝结小血管而止血,即电热作用使血流凝结。常用于浅表部位的较广泛的小出血点,有时也可用于深部止血。该法的优点是可缩短手术时间和减少伤口内线结。

二、结扎

打结是外科手术操作中十分重要的技术,是最基本的操作之一,贯穿于外科基本操作的全程。手术中的止血和缝合都离不开结扎,结扎是否牢固可靠,与打结的方法正确与否有关。牢固可靠的结扎有赖于熟练、正确的打结技术。打结的速度与质量不仅与手术时间的长短有关,也会影响整个手术质量及患者的预后,甚至危急患者的生命安全。质量不高的结或不正确的结,将粗暴地牵拉组织,尤其是精细手术及涉及血管外科时,可导致结扎不稳妥、不可靠,术后线结滑脱和松结引起出血、继发感染及消化液泄漏等。因此必须正确、熟练地掌握外科打结技术。

视频:打结

现代外科技术中的许多操作已有不少的演变和更新,就外科打结而言,如消化管的钉合、皮肤钉合、创口贴合、血管出血的钛夹止血等,省去了不少打结操作,但仍无法完全取代打结,尽管在特殊情况下可采取一些局限性的固定技术,其间仍还要采用打结的办法。各种结扎材料中,临床上采用丝线结扎最多,其主要原因是丝线柔韧性高、质软、拉力好,操作方便,不易滑脱,组织反应轻,能耐高温消毒,价廉、来源易。操作所用丝线的粗细,要以张力足够而又遗留异物最少为原则。

(一)结扣的分类

1. 单结 是外科结扣的基本组成部分(图 4-14A),易松脱、解开,仅用于暂时阻断,而永久结扎时不能单独使用单结。

2. 方结 也名平结,因其结扎后较为牢固而成为外科手术中最常用的结扣(图 4-14B)。它由两个相反方向的单结扣重叠而成,适用于较少的组织或较小的血管以及各种缝合的结扎。其特点是结扎线来回交错,着力均匀,打成后越拉越紧,不会松开或脱落,牢固可靠。

3. 外科结 在作第一个结时结扎线穿绕两次以增加线间的接触面积与摩擦力,再作第二个结时不易松动或滑脱(图 4-14C),因打此结扣比较费时而仅适用于较大血管和组织张力较大部位的结扎。

4. 三叠结 又称三重结,就是在方结的基础上再重复第一个结,且第三个结与第二个结的方向相反(图 4-14D),以加强结扎线间的摩擦力,防止线松散或滑脱,因而牢固可靠,常用于较大血管和较多组织的结扎，也用于张力较大的组织缝合。尼龙线、肠线的打结也常用此结。缺点为组织内的结扎线头较大，使较大异物遗留在组织中。

5. 滑结 尽管其结扣的构成类似于方结，但是由于操作者在打结拉线时双手用力不均，一紧一松甚或只拉紧一侧线头而用另外一侧线头打结，致使结线彼此垂直、重叠，无法结牢而形成滑结（图4-14E），所以完成的结扣并非方结，而是极易松脱的滑结，改变拉线力量分布及方向即可避免。术中尤其要注意。

6. 假结 构成两单结的方向完全相同，结扎后易自行滑脱和松解（图4-14F）。手术中不宜使用，尤其是在重要部位结扎时忌用。

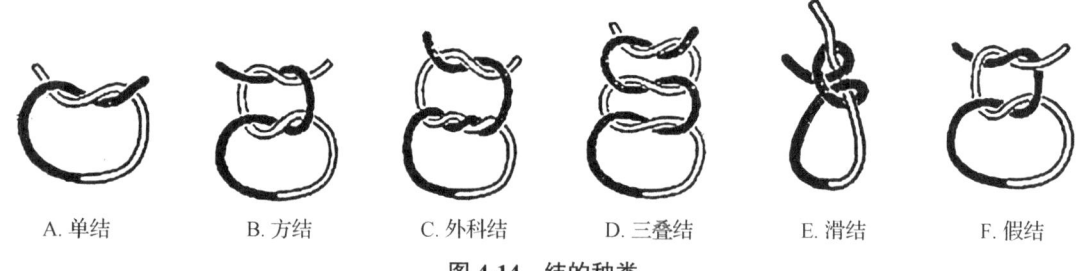

A. 单结　　B. 方结　　C. 外科结　　D. 三叠结　　E. 滑结　　F. 假结

图 4-14　结的种类

（二）打结方法及技术

打结的方法可分为单手打结法、双手打结法及器械打结法3种。

1. 单手打结法 简单、迅速，左右两手均可进行，应用广泛，但操作不当时易成滑结。打结时，一手持线，另一手动作打结，主要动作为拇指、示指、中指三指。凡"持线""挑线""勾线"等动作必须运用手指末节近指端处，才能做到迅速有效。拉线作结时要注意线的方向。如用右手打结，左手所持的线要短些。此法适合于各部位的结扎（图4-15）。

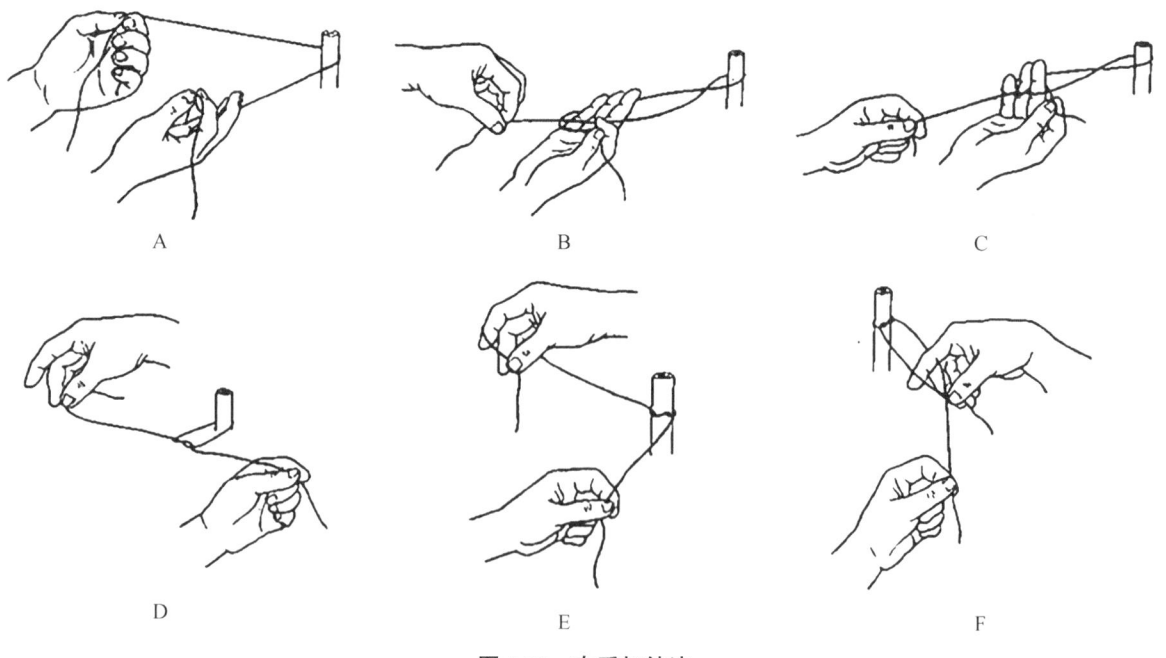

图 4-15　右手打结法

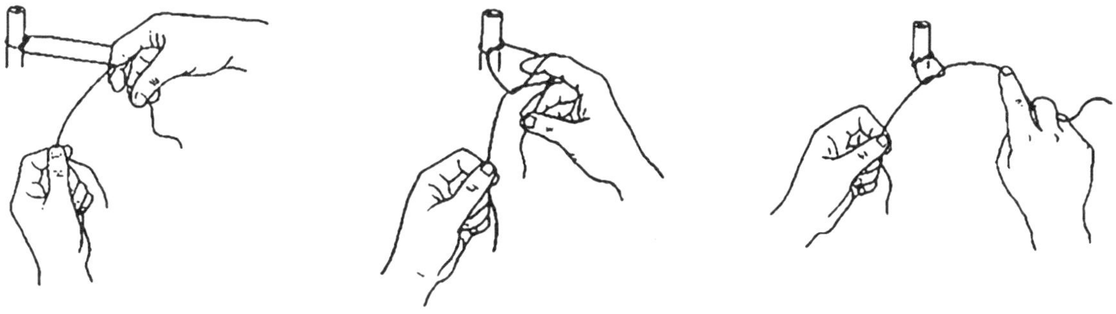

G　　　　　　　　　　　　H　　　　　　　　　　　　I

图 4-15（续）

2. 双手打结法　此法较单手打结法更为可靠，不易成滑结，双手打结方法较单手打结法复杂。除用于一般结扎外，对深部或组织张力较大的缝合结扎较为可靠、方便。此法适用于深部组织的结扎和缝扎（图 4-16）。

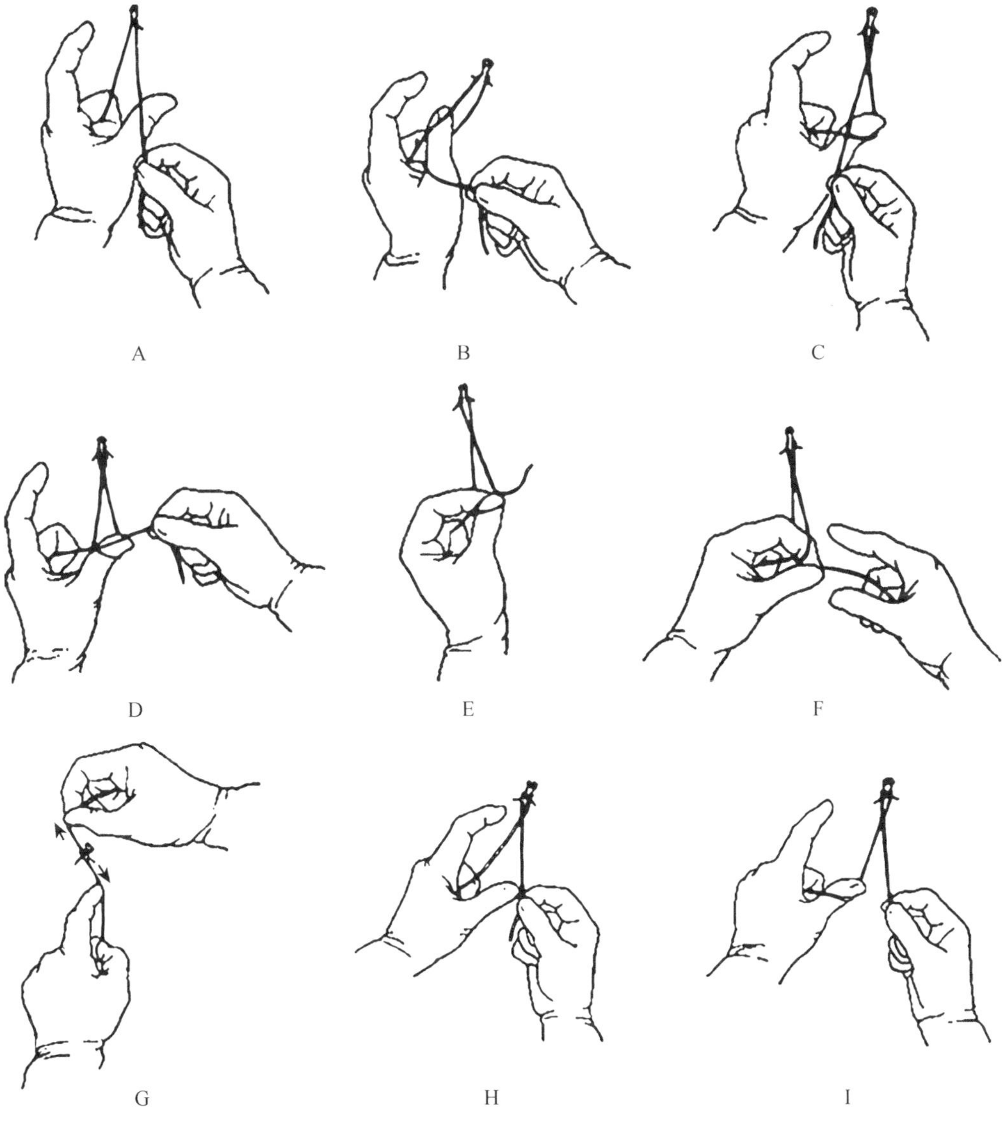

A　　　　　　　　　　　　B　　　　　　　　　　　　C

D　　　　　　　　　　　　E　　　　　　　　　　　　F

G　　　　　　　　　　　　H　　　　　　　　　　　　I

图 4-16　双手打结法

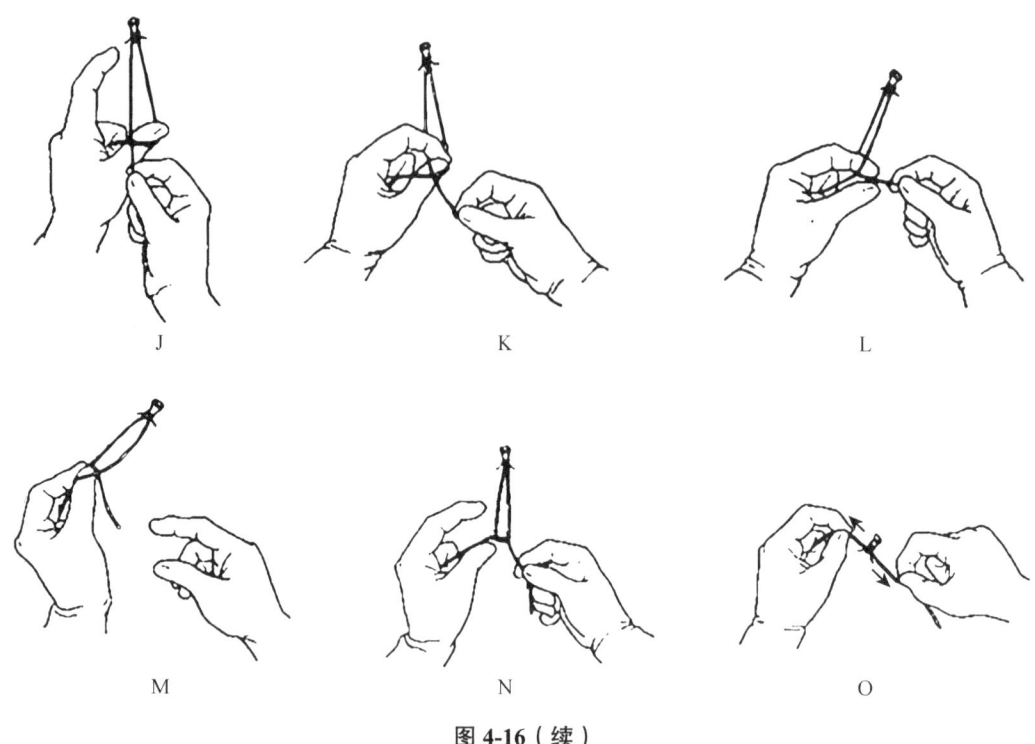

图 4-16（续）

3. 器械打结法 使用血管钳或持针器绕长线、夹短线进行打结。适用于深部、狭小手术野的结扎或缝线过短用手打结有困难时。此法的优点是可节省缝线，节约穿线时间且不妨碍视线；缺点是当有张力缝合时，第一结易松滑，需助手辅助才能扎紧。防止松滑的办法是改变结的方向或者助手给予辅助（图 4-17）。

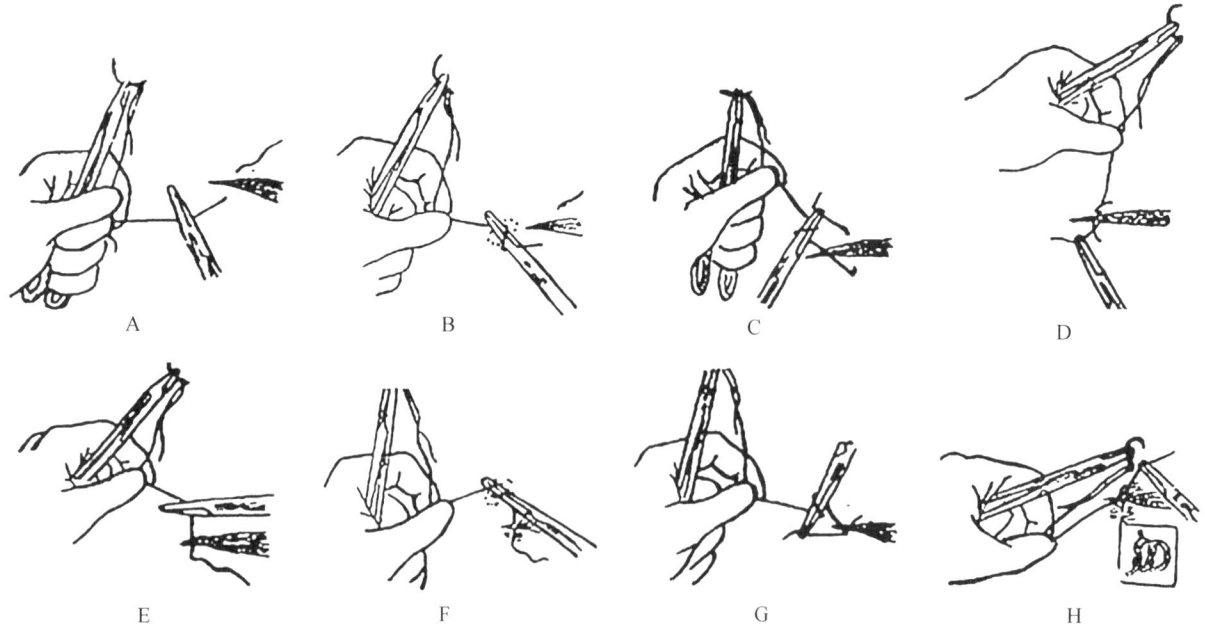

图 4-17 器械打结法

(三)打结时的注意事项及原则

外科打结是外科手术的基本功,只有经过长期不断实践,才能做到高质量及高速度,才能体会其在不同条件下的应变性,熟能生巧。

原则及注意事项如下:

(1)无论用何种方法打结,第一结及第二结的方向不能相同,如果做结的方向错误,即使是很正确的方结也同样可能变成滑结,或者割线导致线折断。相同方向的单结也易形成假结。要打成方结,两道打结方向就必须相反。开始第一结,缝线处于平行状态,结扎后双手交叉向相反方向拉紧缝线,第二结,则双手不交叉;若开始第一结在结扎前缝线已处于交叉状态,则结扎后双手不交叉,拉紧缝线,第二结结扎后双手再交叉。当然在实际打结的过程中,打结的方向可因术野及操作部位的要求而有范围较小的方向性改变。但是这种改变,应在小于90°的范围内;如果大于90°或接近180°,就会造成滑结或割线折断线的可能。

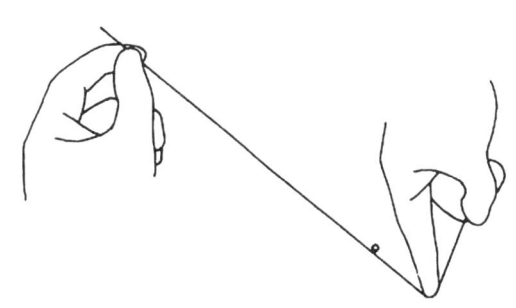

图 4-18 两手用力均匀

(2)在打结的过程中,两手的用力一定要均匀一致,这一点对结的质量及安全性至关重要。否则可能导致两种可能:①滑结;②对结扎组织造成牵拉,由此可酿成撕裂、撕脱等(图 4-18)。

(3)打结线后收紧时要求三点(即两手用力点与结扎点)成一直线,两手的反方向力量相等,每一结均应放平后再拉紧。如果未放平,可线尾交换位置,忌使之成锐角,否则稍一用力即被折断,不能成角向上提拉,否则易使结扎点撕裂或线结松脱,应双手平压使三点成一直线(图 4-19)。

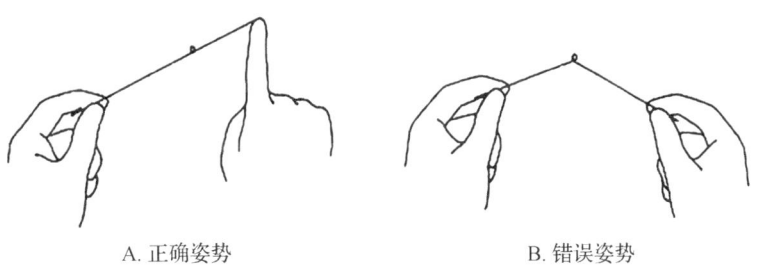

A. 正确姿势　　　　　　B. 错误姿势

图 4-19 三点在一线

(4)结扎时,两手的距离不宜离线结处过远,特别是深部打结时,最好用一手指按线结近处,徐徐拉紧,用力缓慢、均匀。用力过猛或突然用力,均易将线扯断或因未扎紧而滑脱。

(5)打第二结扣时,注意第一结扣不要放松,必要时可用一把止血钳压住第一结扣处,待收紧第二结扣时,再移去止血钳;或第一结扣打完后,双手稍带力牵引结扎线不松开也可。

(6)打结应在直视下进行,以便根据具体的结扎部位及所结扎的组织,掌握结扎的松紧度,同时可以使术者或其他手术人员了解打结及结扎的确切情况。即使对某些较深部位的结扎,也应尽量暴露于直视下操作。但有时深部打结看不清,就要凭手的感觉打结,但这需要相当良好的功底。

(7)皮下组织尽量少结扎,利用血管钳最前端来夹血管的断裂口。最好与血管方向垂直夹住断端,钳夹组织要少,切不可作大块钳夹。因大块结扎后将使组织坏死过多,术后全身和局部反应较重。埋在组织内的结扎线头,在不引起松脱的原则下剪得越短越好。丝线、棉线一般留 1~2 mm,但如果为较大血管的结扎,保留线头应稍长;肠线保留 3~4 mm;不锈钢丝保留 5~6 mm,并应将"线头"扭转,埋入组织中;皮肤缝合后的结扎线线头留 1 cm,以便拆线(图 4-20)。

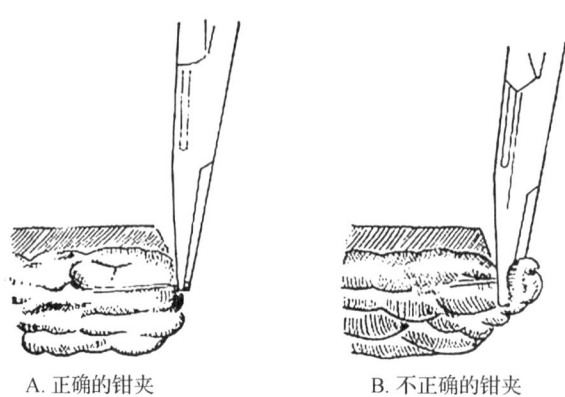

A. 正确的钳夹　　　　B. 不正确的钳夹

图 4-20　钳夹结扎组织

（8）打结时，要选择质量好的、粗细合适的线。结扎前将线用生理盐水浸湿，因线湿后能增加线间的摩擦力，增加拉力，而干线易断。

（四）正确的剪线方法

打完结剪线时，应在直视下将剪刀尖端稍张开，沿拉紧的缝线滑到结扎处，剪刀头稍向上倾斜，然后剪线，总结为"顺、滑、斜、剪"（图 4-21）。剪刀倾斜角度一般为 25°~45°，剪刀与缝线的倾斜角度越大，留的线头越长。

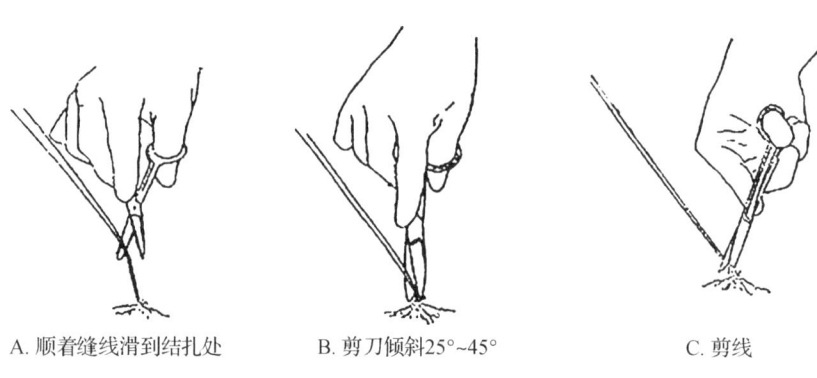

A. 顺着缝线滑到结扎处　　　　B. 剪刀倾斜25°~45°　　　　C. 剪线

图 4-21　手术中剪线的方法

三、缝合

缝合是将已经切开或外伤断裂的组织、器官进行对合或重建其通道，恢复其功能，这是保证良好愈合的基本条件，也是重要的外科手术基本操作技术之一。不同部位的组织器官需采用不同的方法进行缝合。缝合可以用持针钳进行，也可徒手直接用直针进行。此外还有皮肤钉合器、消化道吻合器、闭合器等。

（一）缝合的基本步骤

以皮肤间断缝合为例，说明缝合的步骤（图 4-22）。

视频：手术缝合

1. 进针　缝合时左手执有齿镊，提起皮肤边缘，右手执持针钳（执法见前面章节），用腕臂力由外旋进，顺针的弧度刺入皮肤，经皮下从对侧切口皮缘穿出。

2. 拔针　可用有齿镊夹针前端顺针的弧度向外拔，同时持针钳从针后部顺势前推。

3. 出针、夹针　当针要完全拔出时，阻力已很小，可松开持针钳，单用镊子夹针继续外拔，持针钳迅速转位再夹针体（后1/3弧处），将针完全拔出，由第一助手打结，第二助手剪线，完成缝合步骤。

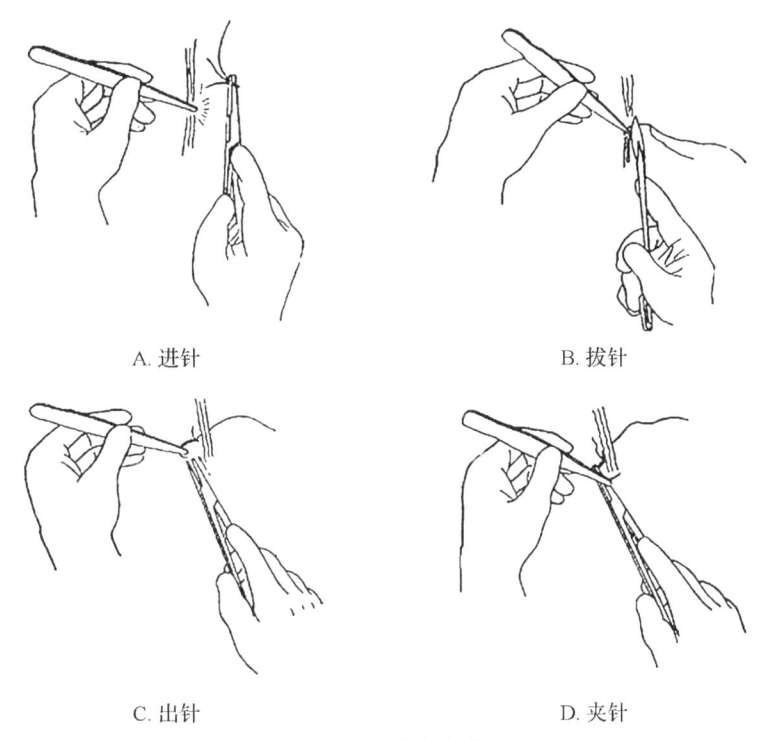

A. 进针　　　　　　　　　　　B. 拔针

C. 出针　　　　　　　　　　　D. 夹针

图 4-22　缝合步骤

（二）缝合的基本原则

（1）要保证缝合创面或伤口的良好对合。缝合应分层进行，按组织的解剖层次进行缝合，使组织层次严密，不要卷入或缝入其他组织，不要留残腔，防止积液、积血及感染。缝合的创缘距及针间距必须均匀一致，这样看起来美观，更重要的是，受力及分担的张力一致并且缝合严密，不致发生泄漏。

（2）注意缝合处的张力。结扎缝合线的松紧度应以切口边缘紧密相接为准，不宜过紧，换言之，切口愈合的早晚、好坏并不与紧密程度完全成正比，过紧或过松均可导致愈合不良。伤口有张力时应进行减张缝合，伤口如缺损过大，可考虑行转移皮瓣修复或皮片移植。

（3）缝合线和缝合针的选择要适宜。无菌切口或污染较轻的伤口在清创和消毒、清洗处理后可选用丝线，已感染或污染严重的伤口可选用可吸收缝线，血管的吻合应选择相应型号的无损伤针线。

（三）缝合的分类及常用的缝合方法

缝合的方法很多，目前尚无统一的分类方法。

按组织的对合关系分为单纯缝合、内翻缝合、外翻缝合3类；每一类中又按缝合时缝线的连续与否分为间断缝合和连续缝合两种；按缝线与缝合时组织间的位置关系分为水平缝合、垂直缝合；有时则将上述几种情况结合取名。按缝合时的形态分为荷包缝合、半荷包缝合、"U"形缝合、"8"字缝合、"T"形缝合、"Y"形缝合等。另外还有用于特殊目的所做的缝合，如减张缝合、皮内缝合、缝合止血等。

1. 单纯缝合法　使切口创缘的两侧直接对合的一类缝合方法，如皮肤缝合。

（1）单纯间断缝合（interrupted suture）：操作简单，应用最多，每缝一针单独打结，多用于皮肤、皮下组织、肌肉、腱膜的缝合，尤其适用于有感染的创口缝合（图4-23）。

（2）连续缝合法（continous suture）：在第一针缝合后打结，继而用该缝线缝合整个创口，结束前的一针，将重线尾拉出留在对侧，形成双线与重线尾打结。可用于张力较小的胸膜或腹膜的关闭缝合（图4-24）。

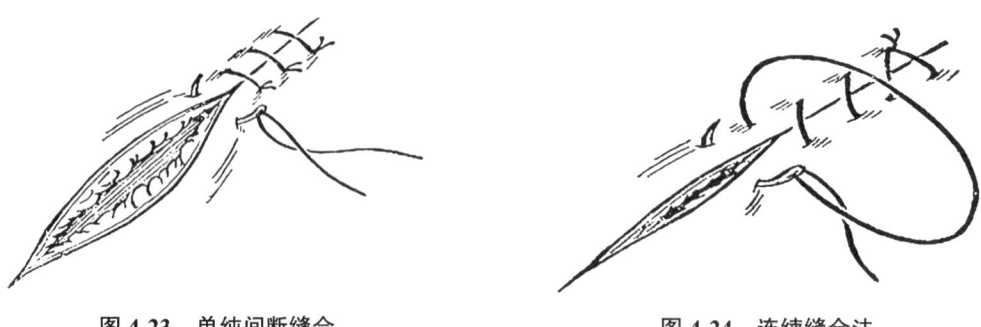

图 4-23　单纯间断缝合　　　　　　图 4-24　连续缝合法

（3）连续锁边缝合法（lock suture）：操作省时，止血效果好，缝合过程中每次将线交错，多用于胃肠道断端的关闭，皮肤移植时的缝合（图 4-25）。

（4）"8"字缝合：由两个间断缝合组成，缝扎牢固、省时。常用于肌腱、韧带的缝合或较大血管的止血缝扎（图 4-26）。

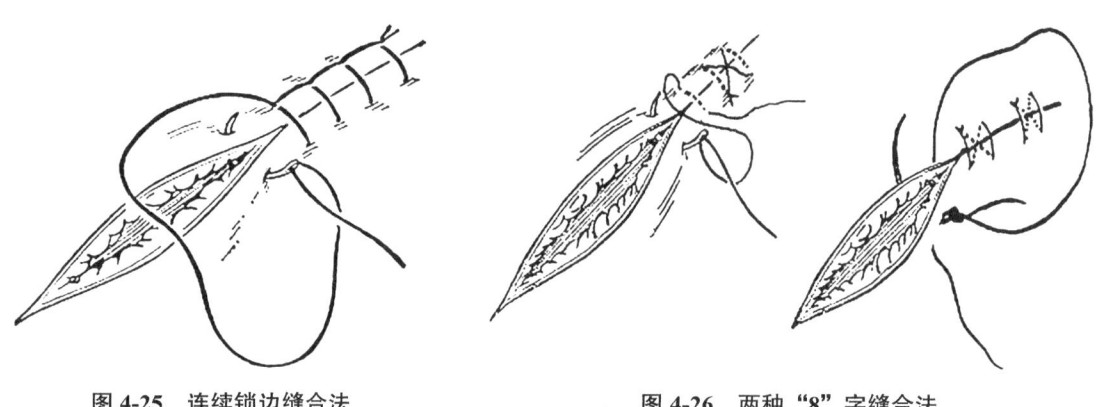

图 4-25　连续锁边缝合法　　　　　　图 4-26　两种"8"字缝合法

（5）贯穿缝合：此法多用于钳夹的组织较多、单纯结扎困难或线结滑脱导致严重并发症的组织结扎，如脾蒂的结扎等。

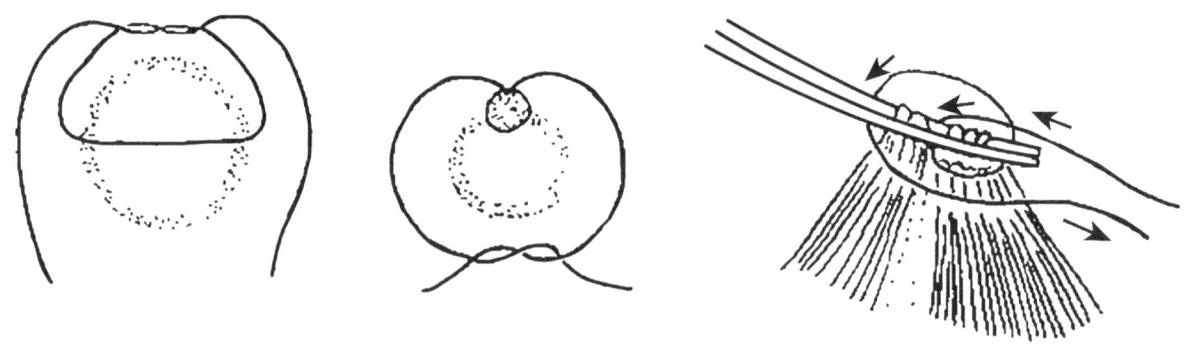

图 4-27　贯穿缝合

2. 内翻缝合法　使创缘部分组织内翻，外面保持平滑。如胃肠道吻合和膀胱的缝合。

（1）间断垂直褥式内翻缝合法：又称伦孛特（Lembert）缝合法，常用于胃肠道吻合时缝合浆肌层（图 4-28）。

（2）间断水平褥式内翻缝合法：又称何尔斯得（Halsted）缝合法，多用于胃肠道浆肌层缝合（图 4-29）。

（3）连续水平褥式浆肌层内翻缝合法：又称库兴氏（Cushing）缝合法，如胃肠道浆肌层缝合（图4-30）。

（4）连续水平褥式全层内翻缝合法：又称康乃尔（Connell）缝合法，如胃肠道全层缝合（图4-31）。

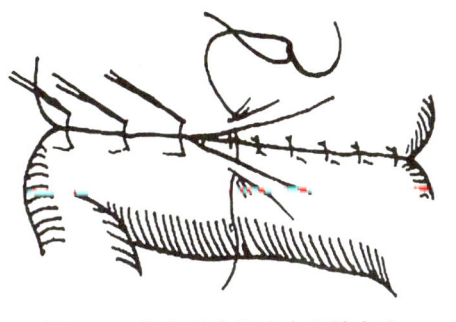

图4-28　间断垂直褥式内翻缝合法

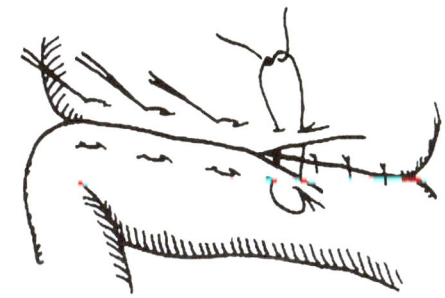

图4-29　间断水平褥式内翻缝合法

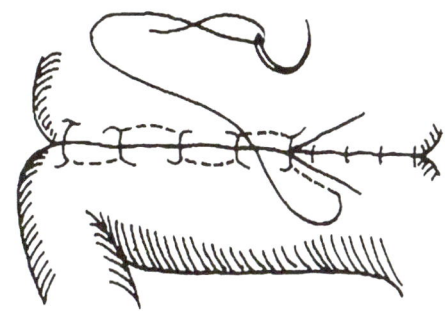

图4-30　连续水平褥式浆肌层内翻缝合法

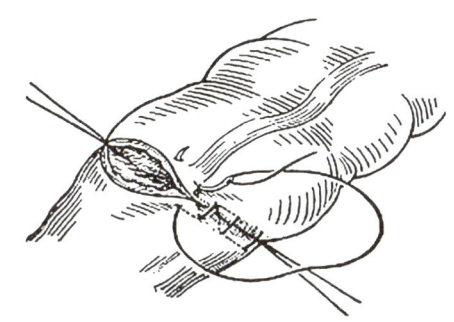

图4-31　连续水平褥式全层内翻缝合法

（5）荷包缝合法：在组织表面以环形连续缝合1周，结扎时将中心内翻包埋，表面光滑，有利于愈合。常用于胃肠道小切口或针眼的关闭、阑尾残端的包埋、造瘘管在器官的固定等（图4-32）。

（6）半荷包缝合法：常用于十二指肠残角部、胃残端角部的包埋内翻等（图4-33）。

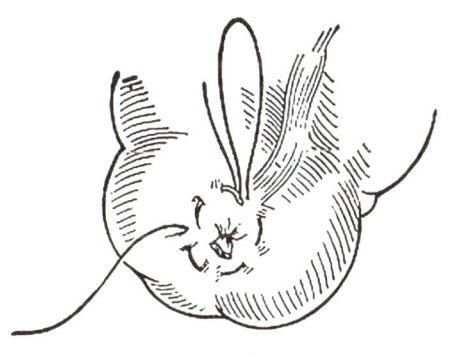

图4-32　荷包缝合

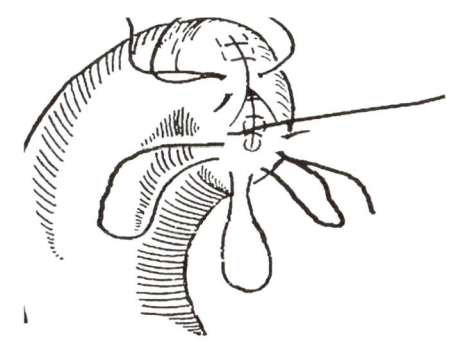

图4-33　半荷包缝合（十二指肠残端下角包埋）

3. 外翻缝合法　使创缘外翻，被缝合或吻合的空腔内面保持光滑，常用于血管的吻合或较松弛的皮肤吻合。此法也可用于缝合腹膜或胸膜，减少粘连。

（1）间断垂直褥式外翻缝合法（horizontal mattress suture）：如阴囊、腹股沟、腋窝、颈部等较松弛皮肤的缝合（图4-34）。

（2）间断水平褥式外翻缝合法（vertical mattress suture）：适用于血管破裂孔的修补、血管吻合口有渗漏处的补针加固（图4-35）。

（3）连续水平褥式外翻缝合法：适用于血管吻合或腹膜、胸膜的缝合（图4-36）。

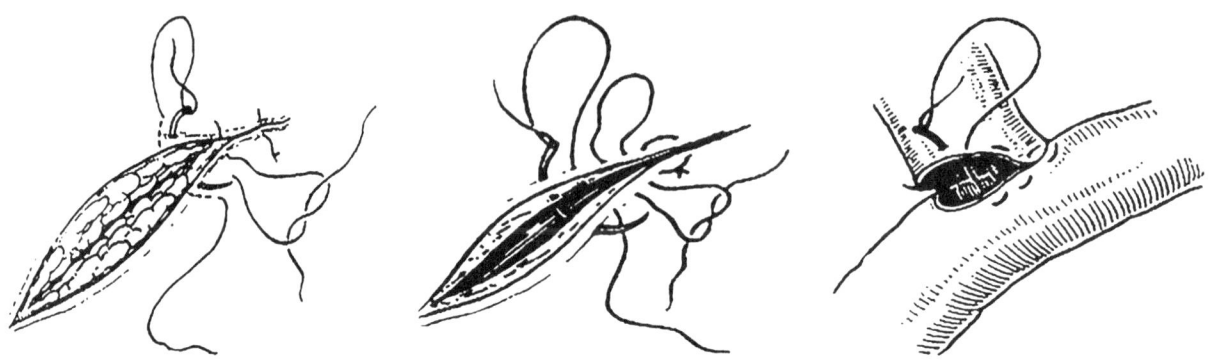

图4-34　间断垂直褥式外翻缝合法　　图4-35　间断水平褥式外翻缝合法　　图4-36　连续水平褥式外翻缝合法

4. 减张缝合法（retension Suture）　当缝合处组织张力大、全身情况较差时，为防止切口裂开可采用此法，主要用于腹壁切口的减张。缝合线选用较粗的丝线或不锈钢丝，在距离创缘2～2.5 cm处进针，经过腹直肌后鞘与腹膜之间均由腹内向皮外出针，以保证层次的准确性，亦可避免损伤脏器。缝合间距3～4 cm，所缝合的腹直肌鞘或筋膜应较皮肤稍宽，使其承受更大的切口张力，结扎前将缝线穿过一段橡皮管或纱布做的枕垫，以防皮肤被割裂，结扎时切勿过紧，以免影响血运（图4-37）。

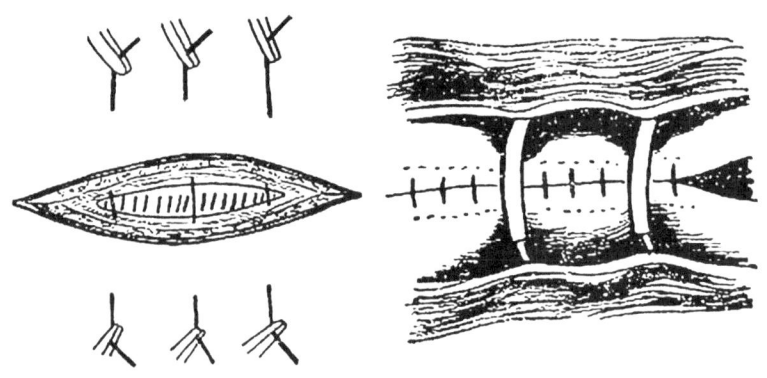

图4-37　减张缝合法

【注意事项】

（1）组织分层缝合、严密对合、勿留死腔，这是保证伤口愈合的前提，不同组织的对合将导致伤口不愈合。

（2）根据不同的组织器官类型，选择适当的缝针、缝线和缝合方法。

（3）针距边距应均匀一致，整齐美观，过密或过稀均不利于伤口愈合。

（4）缝合线的结扎松紧度取决于缝合的对象，血管缝扎的打结应稍紧一些，而皮肤切口的缝合结扎应以切口两侧边缘靠拢对合为准，不宜过紧或者过松，进而造成不必要的影响愈合的后果。

四、拆线

(一) 剪线

剪线是将缝合或结扎后残留的缝线剪除，一般由助手操作完成。正确的剪线方法是手术者结扎完毕后，将双线尾提起略偏向手术者的左侧，助手将剪刀微张开，顺线尾向下滑动至线结的上缘，再将剪刀向上倾斜45°左右，然后将线剪断。为了防止结扣松开，须在结扣外留一段线头，丝线留 1~2 mm，肠线及尼龙线留 3~4 mm，细线可留短些，粗线留长些，浅部留短些，深部留长些，结扣次数多的可留短，次数少的可留长些，重要部位应留长。剪线应在明视下进行，可单手或双手完成剪线动作。具体可参阅"二、结扎"部分内容。

(二) 拆线

只有皮肤缝线需要拆除，所以外科拆线尤指在缝合的皮肤切口愈合以后或手术切口发生某些并发症时（如切口化脓性感染、皮下血肿压迫重要器官等）拆除缝线的操作过程。

拆线的方法（图4-38）：按一般换药方法进行创口清洁消毒后，用镊子夹起线头轻轻提起，用剪刀插进线结下空隙，紧贴针眼，从由皮内拉出的部分将线剪断。向拆线侧将缝线拉出，动作要轻巧，如向对侧硬拉可能使创口拉开，且患者有疼痛感，再次清洗伤口后覆盖创面。

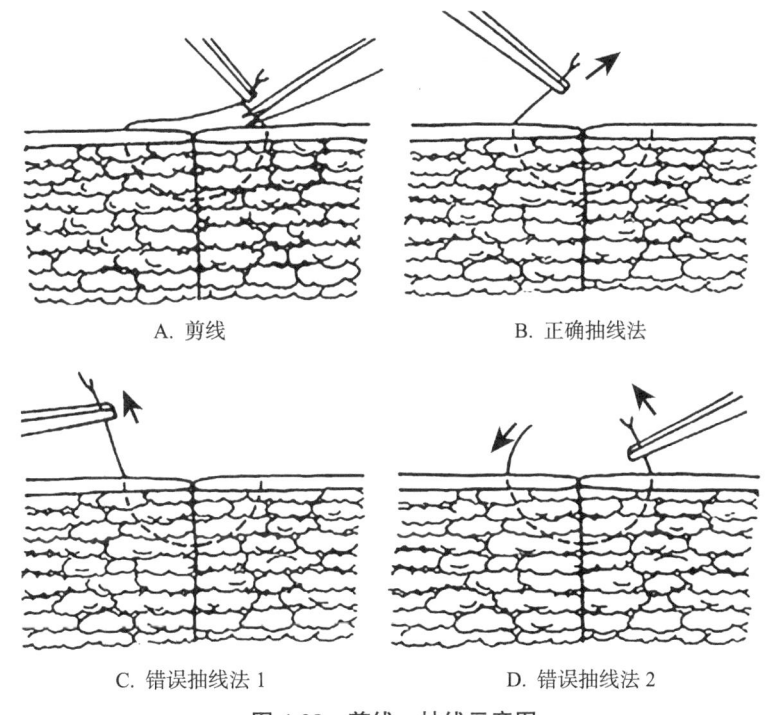

A. 剪线　　　　　　　　B. 正确抽线法

C. 错误抽线法1　　　　　D. 错误抽线法2

图4-38　剪线、抽线示意图

(三) 拆线的时间

原则上应早期拆线，以减少针眼炎症反应，改善局部血液循环，拆线的早晚应考虑以下几点：
（1）切口部位以及各部位血液循环情况。
（2）切口的大小、张力。
（3）全身一般情况、营养状况。
（4）患者年龄等。

如无特殊情况，可按一般规定拆线，日期为：头、面、颈部3~5天，下腹部、会阴部6~7天，胸部、上腹部、背部、臀部7~9天，四肢10~12天（近关节处可适当延长），减张缝合后14天拆线。肠线可以不拆，待其自行吸收脱落。有时可根据情况采取间隔拆线。对于已经感染化脓的伤口，应及早部分拆线或全拆线，及时换药处理。拆线后如发现切口愈合不良而有裂开的可能，则可用蝶形胶布将伤口固定，并以绷带包扎。

【注意事项】

（1）拆线时应注意不使原来显露在皮肤外面的线段经过皮下组织，以免引起细菌污染。

（2）缝线的拆除时间应结合切口部位、局部血液供应情况、患者的年龄及营养状况、切口的大小与张力等因素综合考虑来决定。

附表1 缝合

【临床情景】李先生，23岁。发现左上臂皮下肿块2年，近期稍增大。体检扪及局部肿块，大小 25 cm × 2 cm，质软，边界清。初步诊断为脂肪瘤。拟行脂肪瘤切除术

【要求】请为患者（医学模拟人或模具）行切开、缝合的操作（切口长3 cm，间断缝3针，不做肿瘤切除）

【时间】11分钟

评分标准（全过程任何步骤违反无菌操作原则，一处扣2分）	总分20分	
（一）操作前准备	4分	
1. 戴帽子、口罩（头发、鼻孔不外露），手术刷手（口述）		1分
2. 以预定切口为中心，从内向外行手术区域的常规消毒3遍，范围正确，手术区铺洞巾		1分
3. 戴无菌手套		1分
4. 选择合适的手术刀片，三角针，缝线		1分
（二）切开、缝合操作过程	12分	
1. 用2%利多卡因行局部浸润麻醉		1分
2. 正确安装刀片		1分
3. 用拇指和示指在切口两侧固定皮肤（1分）。在模具上作皮肤切开，执刀方法正确（1分）。切开的手法正确（垂直下刀，水平走刀，垂直出刀）（1分）		3分
4. 切口长度适中，切口整齐，深度均匀		1分
5. 缝合前先用70%乙醇棉球消毒切口旁皮肤，一手持有齿镊，另一手持持针钳，握持方法正确，持针钳夹针位置正确（于缝针的中后1/4~1/3处）		1分
6. 伤口缝合手法正确（垂直进针，沿缝针弧度挽出），不留死腔（2分）。打结手法正确，松紧适度，剪线手法正确，线头长短适中（1分）		3分
7. 针距、边距恰当（1分）。皮肤对合整齐（1分）（间距、线距为1 cm）		2分
评分标准（全过程任何步骤违反无菌操作原则，一处扣2分）	总分20分	
（三）提问	2分	
1. 皮肤切开时，为什么术者常常绷紧皮肤？ 答：为了固定皮肤，这样切口可以更加整齐		1分
2. 腹腔内丝线结扎后，剪线线头应保留多长？ 答：丝线线头应保留2 mm		1分

续表

（四）职业素质	2分
1. 操作前能以和蔼的态度告知患者手术的目的，取得患者的配合。操作时注意无菌观念，动作轻柔，体现爱护患者的意识。操作结束后告知患者有关注意事项	1分
2. 着装整洁，仪表端庄，举止大方，语言文明，认真细致，表现出良好的职业素质	1分

附表2 缝合与打结

【临床情景】 张先生，47岁。接受皮质囊肿切除术，目前已切除皮质囊肿

【要求】 请上台为患者（医学模拟人或模具）行切口皮肤缝合、打结的操作（单纯间断缝合5针，用单手打结方法打结）

【时间】 11分钟

评分标准（全过程任何步骤违反无菌操作原则，一处扣2分）	总分20分
（一）操作前准备	4分
1. 戴帽子、口罩（头发、鼻孔不外露），完成手术刷手（口述）	1分
2. 戴无菌手套	1分
3. 选择三角针，选择合适的缝线	1分
4. 用70%乙醇棉球消毒切口皮肤	1分
（二）缝合、打结操作过程	12分
1. 持有齿镊方法正确，提起缝合皮缘	1分
2. 持针钳握持方法正确，持针钳夹针位置正确（于缝针的中后1/4~1/3处）	2分
3. 伤口缝合手法正确（垂直进针，沿缝针弧度挽出），不留死腔	2分
4. 打结手法正确，结扎线来回方向交错，第一个结与第二个结方向相反（2分）。结扎牢固可靠，不滑脱，松紧适度（2分）	4分
5. 剪线手法正确，线头长短适中	1分
6. 针距、边距恰当（1分）。皮肤对合整齐（1分）	2分
（三）提问	2分
1. 常用的内翻缝合法有哪几种？ 答：垂直褥式内翻缝合法、水平褥式内翻缝合法以及荷包口内翻缝合法（答出任意两项得1分）	1分
2. 在胸、腹腔内行深部打结，主要应用哪一种打结方法？为什么？ 答：主要用双手打结法，因为这种方法结扎更可靠	1分
评分标准（全过程任何步骤违反无菌操作原则，一处扣2分）	总分20分
（四）职业素质	2分
1. 操作前能以和蔼的态度告知患者手术的目的，取得患者的配合。操作时注意无菌观念，动作轻柔，体现爱护患者的意识。操作结束后告知患者有关注意事项	1分
2. 着装整洁，仪表端庄，举止大方，语言文明，认真细致，表现出良好的职业素质	1分

第五章 外科换药

【学习目的和要求】

1. 掌握换药的操作步骤。
2. 掌握换药的无菌操作原则及适应证。
3. 熟悉常见伤口的处理方法。

伤口换药（简称换药）是处理伤口和创面的必要措施。医护人员应根据伤口创面的具体情况，选择不同的换药方法。

一、外科换药概述

（一）换药的目的

换药的目的是了解和观察伤口愈合情况，以便酌情给予相应的治疗和处理。换药过程中可以清洁伤口，去除异物、渗液或脓液，减少细菌的繁殖和分泌物对局部组织的刺激。换药时，在伤口局部外用药物，促使炎症局限，或加速伤口肉芽生长及上皮组织扩展，促进伤口尽早愈合。换药后包扎、固定患部，使局部得到充分休息，减少患者痛苦。通过换药，可以促进伤口局部血液循环，改善局部环境，为伤口愈合创造有利条件。

（二）换药的无菌操作原则

不论是清洁伤口还是污染、感染伤口，均应严格执行无菌操作原则，防止交叉感染。

（1）换药时，不应在病房扫地、整理床铺，以免灰尘飞扬、污染伤口。

（2）换药者应穿好工作服、戴好口罩和帽子，清洗双手，必要时戴手套。

（3）多个患者或多个伤口同时换药时，应有一定的次序，先换无菌伤口，再换感染轻的伤口，最后换感染重的伤口。

（4）换药者左手持有齿镊向右手传递无菌物品，右手持无齿镊接触并清洁伤口，使用时勿使两镊相碰。

（5）若换药者当日有无菌手术，不应在手术前给感染伤口换药。

（6）如病情许可、条件允许，应在换药室进行换药。

（7）凡接触伤口的用具、物品，经洗净后，放在指定的位置，进行无菌处理。

（8）伤口换下的污染敷料应放入指定的污物桶中，进行统一处理，不可随便乱扔。

（9）高度传染性伤口，如破伤风、气性坏疽、铜绿假单胞菌感染，应严格遵守隔离原则，换下的敷料应焚毁，用过的器械应用2%来苏儿溶液浸泡1小时后再清洁灭菌，换药者应先洗手，再用

1% 苯扎溴铵或 75% 乙醇浸泡消毒。

（三）换药的适应证

作为外科医生，对伤口的情况和换药指征都十分清楚，但对于刚进入临床的实习医生来说，这些却是十分困惑的问题，伤口换药的适应证主要有以下几点。

（1）无菌手术及污染性手术术后 3~4 天检查刀口局部愈合情况，观察伤口有无感染。

（2）估计手术后有刀口出血、渗血可能者，或外层敷料已被血液或渗液浸透者。

（3）肢体的伤口包扎后出现患肢水肿、胀痛，皮肤颜色青紫，局部有受压情况者。

（4）伤口内安放引流物需要松动、部分拔除或全部拔除者。

（5）伤口已化脓感染，需要定时清除坏死组织、脓液和异物者。

（6）伤口局部敷料松脱、移位、错位，或包扎、固定失去应有的作用者。

（7）外科缝合伤口已愈合，需要拆除切口缝线者。

（8）需要定时局部外用药物治疗者。

（9）手术前创面准备，需要对其局部进行清洁、湿敷者。

（10）各种瘘管漏出物过多者。

（11）二便污染或鼻、眼、口部分泌物污染、浸湿附近伤口敷料者。

（四）伤口换药的基本问题

1. 伤口局部用药 临床实践证明，在多数情况下，并无必要进行伤口局部外用药物，因为一些外用药对伤口不但无益，反而会阻碍伤口的引流，使肉芽水肿，影响上皮组织的长入，延迟伤口的愈合。关于局部外用消毒剂，一般不宜在伤口内使用，因为消毒剂既能杀灭细菌，同样也有破坏人体组织的作用。往往是杀毒、杀菌作用越强，破坏人体组织的作用就越大，例如碘酒和乙醇，一旦与伤口内组织接触，将大大影响组织愈合。

因此必须确立这样一种观点：创伤愈合是一种正常的生物作用，伤口局部外用药对于伤口愈合并无多大帮助，换药的目的在于创造良好的环境，促进这种生物作用更好地发挥。

2. 伤口局部引流的原则 伤口换药的主要目的之一是清洁伤口，清除伤口内分泌物，使伤口得到良好的引流。通过在伤口内安放某种引流物，使聚积在伤口内的分泌物流出体外，或通过引流物本身的吸附作用达到引流目的。

引流应遵循以下原则：

（1）保持引流通畅：引流口应足够大，引流物填塞应松紧适当，利于渗液或分泌物流出。

（2）引流物选择得当：根据渗液或分泌物情况选择合适的引流管、引流片、引流条等引流物，使引流充分、彻底，利于伤口愈合。

（3）适时去除引流物：当引流充分、彻底后，及时拔除引流物，利于伤口肉芽组织生长、上皮组织的修复，促进机体的康复。

3. 伤口换药的间隔时间 有人错误地认为换药次数越多越好，间隔的时间越短越好，以为这样伤口才能保持清洁，伤口愈合也就更快，其实这种观点是不正确的。因为每次换药，都会不同程度地损伤肉芽组织上的毛细血管，影响肉芽组织的生长，即便是轻微的擦拭也是如此。企图通过勤换药，使伤口加快愈合显然是不可能的，应根据具体情况适时换药。

（1）无菌手术后缝合切口不放引流物的：可于术后 3~4 天更换敷料，观察有无出血、血肿、感染等情况，根据具体情况，确定下次换药的时间，如其后伤员出现原因不明的发热、刀口搏动性疼痛等情况，则随时再次换药，检查伤口有无异常。

（2）无菌手术缝合后切口放置引流物的：可于术后 24~48 小时更换第一次敷料，根据情况决定是否拔除引流物或继续引流，并酌情确定下次换药时间。

（3）污染切口缝合后不放置引流物的：可于术后2~3天更换第一次敷料，观察伤口确定下次换药时间。

（4）污染切口缝合后放置引流物的：与无菌手术缝合后放置引流物的切口的换药时间相同。

（5）一般化脓性感染的伤口：往往需要在伤口内放置引流物，最初可每天换药一次，脓液及分泌物减少以后，可隔日换药一次；肉芽组织生长良好，分泌物明显减少时，可适当延长换药间隔时间。

（6）严重化脓性感染或肠瘘：脓液或分泌物较多时，可根据情况随时换药。

（7）不论何种伤口，一旦敷料松脱或移位，失去应有的作用，都应随时换药，有时可仅更换外层敷料，伤口内引流物或紧贴伤口的内层敷料不必揭除。

4. 伤口换药与全身应用抗菌药物的关系

（1）无菌伤口：小型无菌手术缝合后伤口，一般无需全身应用抗生素，中、大型无菌手术可于手术前1天至术后3天预防性应用抗菌药物。

（2）感染性伤口：分急性期和慢性期。

急性期感染性伤口：伤口局部红、肿、热、痛，压痛明显，或有脓液自伤口溢出，此时应及时正确、合理地应用全身抗菌药物，防止炎症进一步扩散，避免发生全身性化脓性感染。在血管丰富的组织发生伤口感染时尤其如此。在选择抗菌药物时，原则上要根据感染细菌的种类，抗生素的抗菌谱等因素综合考虑，有条件的应做细菌培养和细菌药物敏感试验，以便于正确选用抗菌药物。

慢性期感染性伤口：局部肉芽组织灰暗、水肿，或伤口内分泌物减少，表示伤口感染已经转为慢性阶段，多为引流不畅、异物留存、局部营养不良等因素所致。特别是形成瘘管、窦道时，其伤口周围纤维结缔组织增生，局部血运不良，如果继续全身应用抗菌药物，往往不能收到满意的效果，且会给患者造成不必要的经济负担。

二、外科换药常用物品

1. 乙醇 褥疮防护、皮肤及器械消毒。表皮完整的伤口可以用乙醇换药，如果表皮破损，一般选用碘伏。

2. 碘伏 碘伏对黏膜刺激性小，不需用乙醇脱碘，无腐蚀作用，毒性低。碘伏无论是应用范围（黏膜、皮肤等），还是消毒效果，均优于碘酒（较少过敏反应），但对出血多的伤口效果不好，创面过大时也不宜应用。碘伏是络合碘，对油腻的创口或者皮脂腺发达的部位无效或效果不好。而乙醇或碘酒能够脱脂，从而更好地固定细菌的蛋白质，在皮脂腺丰富处更具穿透力，因此乙醇或碘酒会应用在头皮的创口周围。

3. 生理盐水 生理盐水有增进肉芽组织营养及吸附创面分泌物的作用，对肉芽组织无不良刺激。一般用在血供丰富、创面分泌物较多、感染机会小且感觉敏锐的黏膜。生理盐水的应用主要是冲洗和湿化，对于面积广泛或者不平整的创口，冲洗能够去除一些杂质和感染物。

4. 高渗盐水 高渗盐水一般用于创面水肿较重的创口上。高渗盐水的作用是使局部肿胀未愈的创口达到局部脱水。高渗盐水加凡士林纱布可刺激肉芽生长，在临床上经常用于没有一期闭合的创口，或是感染创口清创彻底后应用。

5. 高渗葡萄糖 高渗葡萄糖为一种脱水药，能增强血浆渗透压而产生脱水作用，对于感染性创口局部营养差、创口面积大、用其他药物换药后疗效差或无效者，下肢静脉曲张表面皮肤糜烂溃疡、创面愈合难者，浅Ⅱ度~深Ⅱ度小面积烧伤水肿明显、创面愈合缓慢者，以及褥疮的疗效较为显著。高渗葡萄糖能均匀分布于创面，造成高渗环境，致细菌细胞脱水，细菌失去繁殖能力，菌体死亡，并能使机体局部细胞脱水，减轻创面及肉芽组织水肿，同时能形成保护膜，防止细菌继续侵入感染，能改善局部血液循环，改善创面周围营养，促进创面愈合。此外，葡萄糖还具有生肌作用，可减少创面疼痛，利于创口愈合。

6. 聚乙烯吡酮碘 聚乙烯吡酮碘（PVP-I）为新型杀菌剂，对细菌、真菌、芽孢均有效。0.05%~0.15%溶液用于黏膜、创面、脓腔冲洗；1%溶液用于敷盖无菌切口；1%~2%溶液用于湿敷感染创面，最适用于慢性下肢溃疡和癌性溃疡。

7. 3%过氧化氢 3%过氧化氢（双氧水）的作用是清洗创伤、溃疡、脓窦，松解坏死组织，去除黏附的敷料，用于冲洗外伤口、恶臭的伤口，尤其适用于厌氧菌感染的伤口。

8. 0.2%~0.5%庆大霉素溶液 0.2%~0.5%庆大霉素溶液用于铜绿假单胞菌、葡萄球菌等感染创面的局部冲洗。

9. 0.02%呋喃西林溶液 0.02%呋喃西林溶液主要用于溃疡、脓性伤口等表面消毒。

10. 10%氧化锌软膏 10%氧化锌软膏涂于皮肤表面，有保护皮肤免受分泌物侵蚀的作用，常用于肠瘘、胆瘘等四周的皮肤；氧化锌明胶常用于经久不愈的小腿溃疡。

11. 胰岛素+高渗葡萄糖+（促生长因子） 胰岛素+高渗葡萄糖+（促生长因子）主要应用于糖尿病患者的不愈合创口。

12. 鱼肝油 鱼肝油主要用于局部涂敷，可促进创面的上皮形成。

13. 0.5%~2%醋酸 0.5%~2%醋酸主要用于烫伤、烧伤感染的创面。

14. 0.05%氯己定 0.05%氯己定主要用于创面、伤口冲洗。

15. 利凡诺 利凡诺收缩创口效果最好（直接湿敷）。

16. 50%硫酸镁溶液 50%硫酸镁溶液用于挫伤、蜂窝织炎、丹毒等的消炎、消肿。方法是局部湿热敷。

17. 5%硼酸软膏 5%硼酸软膏主要用于烧伤、擦伤、皮肤溃疡及褥疮。用硼酸溶液湿敷去腐直到肉芽新鲜，使用生肌散粉末可以促进肉芽生长。

18. 凡士林纱布 凡士林纱布可以提供潮湿的环境，有利于创面的肉芽生长，并可以减少组织液的渗出，对于早期的创面还可以止血。但对于感染严重的创面要慎用，因其易由于引流不畅而加重感染。

19. 0.02%高锰酸钾溶液 0.02%高锰酸钾溶液作用持久，具有清洁、除臭、防腐和杀菌作用。用于洗涤腐烂恶臭、感染的伤口，尤其适用于疑有厌氧菌感染、肛门和会阴部伤口。临床上常采用1:5000溶液进行湿敷。

20. 0.1%雷佛奴尔（黄纱条） 0.1%雷佛奴尔有抗菌和杀菌作用。用于感染创面的清洗和湿敷。

21. 1%~2%苯氧乙醇溶液 1%~2%苯氧乙醇溶液主要对铜绿假单胞菌具有杀菌作用，采用创面连续湿敷效果最好。

22. 10%大蒜溶液 10%大蒜溶液具有杀菌和增强组织细胞吞噬的作用，对金黄色葡萄球菌感染效果较好。

23. 纯石炭酸溶液 纯石炭酸溶液具有腐蚀、杀菌作用。用纯石炭酸溶液棉签烧灼肛裂和慢性窦道，使不健康的肉芽组织坏死脱落，以促进愈合。用后需用乙醇棉签擦拭以将其中和，再用等渗盐水棉签擦拭。

24. 链霉素软膏 将链霉素软膏涂于纱布上外敷，用于结核性伤口。

25. 红霉素软膏 红霉素软膏用于表皮破损涂抹，无须包扎。

26. 10%~20%硝酸银溶液 10%~20%硝酸银溶液用于烧灼肛裂、慢性窦道和腐蚀过度生长的肉芽组织，用后需用等渗盐水棉签擦拭。

27. 百多邦软膏 百多邦软膏用于感染性创面。

三、外科换药操作流程

视频：换药拆线

（一）换药准备

1. 患者准备

（1）了解换药部位情况，对操作过程可能出现的状况作出评价。

（2）告知患者换药的目的、操作过程及可能出现的情况。

（3）患者应采取相对舒适、适宜换药操作、伤口暴露最好的体位，注意保护患者隐私。

（4）应注意保暖，避免患者着凉。

（5）如伤口较复杂或疼痛较重，应适当给予镇痛或镇静药物，以解除患者的恐惧及不安。

2. 操作者准备

（1）了解情况：了解伤口情况，协助患者摆放体位。

（2）安排时间：避开患者进食及陪护时间，操作前半小时勿清扫。

（3）决定顺序：给多个患者换药时，先处理清洁伤口，再处理污染伤口，避免交叉感染。

（4）无菌准备：清洁的工作衣、帽、口罩，操作者洗手、剪指甲等。

（5）换药地点：根据用品多少、参与人员多少、伤口大小及操作的复杂程度，可以选择在病房或换药室进行。一些需要辅以麻醉措施的换药，必要时需要进入手术室进行。

（6）操作者手卫生：给多个患者换药时，每个换药操作前、后均要规范洗手。

（二）换药步骤

1. 除去外层敷料 将外层绷带和敷料用手取下，用镊子揭去紧贴创口的一层敷料，揭除敷料的方向与伤口纵轴方向平行，以减少疼痛。

2. 冲洗

（1）原则：无菌技术。

（2）物品准备：无菌冲洗包；无菌手套；医嘱规定的冲洗液或生理盐水；无菌针头和头皮针；无菌棉纱敷料（填充用）；无菌纱布；普通手套；纸胶布；垃圾袋；护肤液（安息香酊等）；无菌注射器。

（3）洗手，戴普通手套。

（4）测量及评估伤口。

（5）除去用过的手套，洗手。

（6）以无菌技术打开无菌冲洗包，将纱布、注射器、针头、头皮针放入冲洗包。

（7）倒无菌溶液至无菌冲洗盒内。

（8）戴无菌手套，将头皮针剪去针头备用。

（9）冲洗：①用注射器吸满无菌溶液，接上针头，握住注射器和针头，由伤口上方 2.5～5 cm 距离向下冲洗，用手的力量控制冲洗速度，轻轻冲洗肉芽组织，用力冲洗黄色或黑色的坏死组织。②移走针头，接上头皮针导管，把导管顶端放入潜行伤口或很难冲洗到的地方，冲洗伤口内部深处。③再慢慢轻柔地回抽伤口深部的冲洗液。④用无菌纱布轻轻拍打伤口内过多的冲洗液，保持伤口微湿但不积水。⑤用无菌纱布擦干伤口周围皮肤。

3. 处理伤口

（1）左手持无菌镊子将药碗内的乙醇棉球传递给右手的镊子（揭除伤口处纱布用过）操作，用以创口周围皮肤擦洗。清洁伤口由创缘向外擦洗，勿使乙醇流入创口引起疼痛和损伤组织。化脓伤口由外侧向创缘擦拭。

（2）用无菌镊子处理伤口内部。完成后取药碗内的盐水棉球，轻轻清洗创口，禁用干棉球擦洗创口，以防损伤肉芽组织。

（3）去除过度生长的肉芽组织、腐败组织和异物等，观察伤口的深度及有无引流不畅等情况，再用乙醇棉球清除沾染在皮肤上的分泌物。最后用消毒敷料覆盖创面。

4. 包扎固定 一般创面可用消毒凡士林纱布覆盖，必要时用引流物，上面加盖纱布或棉垫。包扎固定胶布的技巧：①选择胶布时应考虑患者的过敏史、全身状态、皮肤特性、胶布粘着时间、是否需要加压止血等，以不引起皮肤张力或牵拉力的方法放置胶布，通常第一条胶布固定敷料的最上方，长度以一半粘住敷料，另一半粘住两侧皮肤，不可过短或过长，粘贴时敷料的中间先固定，再分别粘住两边；第二条胶布固定敷料中间，第三条胶布固定最下方。②固定胶布时注意必须与躯体肌肉运动呈垂直方向，如躯体关节位，不能顺躯体长轴固定，必须顺横轴固定。③移去胶布时必须顺毛发方向，一手轻拉，另一手保护皮肤，轻柔地打开两侧胶布后再整个移除敷料；如果胶布固定、一时无法揭开，则可用清水或生理盐水先湿润胶布，待胶布软化后再慢慢揭除。

（三）换药注意事项

（1）无菌一期伤口换药一般在24小时、72小时常规观察局部肿胀、渗出情况。

（2）开放伤术后争取24小时、48小时、72小时连续3天换药，特别注意容易出现血肿处或引流情况，及时排除险情比较关键。

（3）对于大面积创面，首先注意清创，对于已经坏死的组织，包括坏死的肌腱及血管组织，不要姑息，界线一旦明显则果断切除。勉强留下只会延缓肉芽生长，甚至造成感染。

（4）对于已清除大部分坏死组织的创口，要注意保护肉芽的生长，肉芽组织本身有抗感染的能力，如果没有明显渗出，则不要用抗生素或其他药水换药，只用碘伏消毒创缘皮肤，用湿盐水纱布覆盖即可。

（5）油纱条不应直接放到创面上，应放在盐水纱布上，防止盐水过快挥发。

（6）有感染的创面注意先做细菌培养和药物敏感试验后再换药，以免以后被动。

（7）表面潮湿的创面有利于组织生长，这就是使用生理盐水纱布覆盖创面的主要原因，同时生理盐水纱布还有通畅引流的作用，但潮湿的环境也是细菌生长的温床，细菌在6~8小时内就会进入对数增殖期，故对于感染严重的创面，要做到勤换药（最好每日3~4次）。

（8）凡士林纱布可以提供潮湿的环境，有利于创面的肉芽生长，并可以减少组织液的渗出，对于早期的创面还可以止血，但对于感染严重的创面要慎用，因其易由于引流不畅而加重感染。

（9）开放性创口换药时最好不要使乙醇渗入伤口，乙醇对伤口的愈合不利。

（10）骨科创面较多见的感染创面是皮肤坏死、褥疮创面，高渗盐水一般在某一时期用于感染重、渗出较多的创面，可以快速减轻创面及肉芽组织水肿，减少渗出。

（11）再植手术或吻合血管的皮瓣手术最好能用与体温相近的呋喃西林溶液换药，不能使用乙醇；手指部位换药纱布应避免环形包扎，局部最好用碎纱布填充。

（四）常见伤口的处理

（1）清洁伤口用碘伏消毒，刺激小，效果好；对于清洁、新生肉芽创面，还可加用凡士林油纱布覆盖，以减轻换药时患者的痛苦，并减少组织液渗出、丢失。

（2）血供丰富、感染机会小的伤口，可用生理盐水简单湿润一下，无菌敷料包扎即可。

（3）对于有皮肤缺损的伤口，缺损区用盐水反复冲洗，周围可用碘伏常规消毒，消毒后，用盐水纱布或凡士林纱布覆盖。盐水纱布有利于保持创面的新鲜、湿润，凡士林纱布有利于创面的肉芽生长。

（4）感染或污染伤口处理原则是引流排脓。必要时拆开缝线，扩大伤口，彻底引流，伤口内用双氧水和生理盐水反复冲洗，有坏死组织的应给予清创。也可以用抗生素纱布填塞伤口内，伤口的周围最好用碘酒2遍、乙醇3遍脱碘消毒。当然感染伤口换药要做到每天一换。对化脓的切口换药时，一定要仔细擦掉切口处的脓苔，脓苔除去后要有轻微的血丝渗出，这样才有助于切口早日愈合。要充分引流，不宜填塞过紧，否则会影响血供且不利引流；也可以用生理盐水纱条或者外敷抗生素，如青霉素、庆大霉素等。

（5）褥疮、化脓性骨髓炎等感染伤口，用碘伏消毒创口周围，用双氧水、生理盐水冲洗创口，用庆大霉素敷料覆盖。

（6）对于骨髓炎有骨外露时的换药首先要勤，因为渗出很多，且敷料要多。在换药过程中，应随时清除坏死组织，髓腔内可以放置纱条。经验是先用盐水冲洗创面，再用0.1%碘伏冲洗，再用双氧水冲洗，最后用庆大霉素纱布湿敷，敷料覆盖。当创面肉芽新鲜、渗出较少时，行手术清除死骨、硬化骨，采用合适的肌皮瓣覆盖创面，外固定架外固定，待皮瓣成活后，再行骨延长。

（7）开放性骨折行外固定的患者换药遵循的是首先碘伏消毒（同时清理、切除坏死组织），接着用双氧水消毒，然后用生理盐水冲洗，最后用呋喃西林填塞、覆盖创面。等待其肉芽生长，行游离皮瓣覆盖。

（8）切口的脂肪液化：在脂肪丰富的地方易出现脂肪液化，此时广泛地敞开切口（脂肪液化的区域全部打开），培养+药敏，加强换药。此类切口需长时间换药。为了缩短换药时间，经初期消毒后在局部皮下注射庆大霉素，向切口中放置葡萄糖粉，每天换药，待创口渗出少后用油纱刺激肉芽生长，新鲜后二期缝合或用蝴蝶胶布拉合。

（9）久溃不愈的伤口，要采用中药换药。中医换药有其独到之处。例如：对于难愈性窦道（如脑部手术后、心脏"搭桥"术后或慢性骨髓炎引起的窦道），通常早期用八二丹或九一丹+红油膏，提腐去脓，后期用生肌散+红油膏收口，效果很好，即使是铜绿假单胞菌或耐药金黄色葡萄球菌感染都能得到很好的治愈。

（10）对污染性油性伤口，用松节油洗去油渍。

（11）对于陈旧性肉芽创面，此种肉芽组织再生能力差（颜色暗红、不新鲜、高低不平，有时呈陈旧性出血貌），周围组织不易愈合，以刮匙将表面肉芽组织刮除或剪除，使之出血，露出新鲜肉芽，外敷橡皮膏（此为中医去腐生肌之说，西医则以双氧水冲洗达到去腐的目的）。如有脓液，应注意观察有无脓腔或窦道，注意患者体温变化。

（12）肉芽水肿伤口的换药：反复多次的伤口换药或不正规的换药操作很容易致使伤口肉芽水肿。由于不健康的肉芽高出于皮肤，造成伤口愈合困难。如出现上述创面变化，应采用局部常规消毒后，用无菌剪刀剪掉高出于皮肤的不健康肉芽。局部出血多，压迫止血后，以硫酸镁粉剂或氯霉素粉剂均匀撒在出血的肉芽组织上，之后敷盖油纱，纱布包扎（此时应用粉剂药物能达到既止血又消炎的功效）。以后间隔3~4天用33%硫酸镁水溶液纱布（此时用水溶液便于组织吸收）块给予湿敷伤口。对肉芽水肿创面应用33%硫酸镁换药。道理有二：其一，利用高张硫酸镁可使水肿肉芽脱水；其二，镁离子有促进皮肤细胞再生长的作用，在脱水的过程中又保障供应了大量的镁离子。因此只要对水肿肉芽的治疗合理，就可加快该创面的愈合。亦可用糜蛋白酶湿敷，促进局部组织愈合。

（13）对于铜绿假单胞菌感染的伤口：特点是脓液为淡绿色，有一种特殊的甜腥臭味，如果创面结痂，痂下积脓，有坏死组织的，要清除痂皮、脓液和坏死组织。烧伤创面早期铜绿假单胞菌感染可削痂植皮。也可用1%~2%苯氧乙醇湿敷，或用0.1%庆大霉素、1%磺胺嘧啶银、10%甲磺米隆等溶液湿敷。创面如较小，可用3%醋酸、10%水合氯醛等溶液湿敷。

附表 伤口换药

【临床情景】 张女士，33岁。因甲状腺腺瘤行右侧甲状腺次全切除术。术后第2天
【要求】 请为患者（医学模拟人或模具）伤口换药
【时间】 11分钟

评分标准（全过程任何步骤违反无菌操作原则，一处扣2分）	总分20分	
（一）操作前准备	4分	
1. 戴帽子、口罩（头发、鼻孔不外露）		1分
2. 患者取仰卧位，充分暴露手术切口部位，洗手（口述）		1分
3. 材料准备 两只换药碗（盘）、两把镊子、适量的70%乙醇棉球和敷料等		2分
（二）换药过程	12分	
1. 用手移去外层敷料（1分），内层敷料用镊子夹起，将其放置在盛污物的换药碗（盘）内（2分）		3分
2. 一把镊子接触伤口，另一把镊子传递换药碗中的清洁物品（3分）。操作过程中，镊子头部应低于手持部，以避免污染（2分）		5分
3. 观察伤口的情况（口述）。用70%乙醇棉球消毒伤口周围皮肤2遍		2分
4. 用无菌敷料覆盖伤口并固定。粘贴胶布的方向应与躯干长轴垂直，长短适宜		2分
（三）提问	2分	
1. 换药的目的是什么？ 答：换药的目的是观察并处理伤口，促使伤口更好地愈合		1分
2. 换药中发现伤口的肉芽过度生长，应如何处理？ 答：可将其剪除，再用生理盐水棉球擦拭，压迫止血（0.5分）。也可用硝酸银溶液烧灼，再用生理盐水擦拭（0.5分）		1分
评分标准（全过程任何步骤违反无菌操作原则，一处扣2分）	总分20分	
（四）职业素质	2分	
1. 操作前能以和蔼的态度告知患者操作的目的，取得患者的配合。操作时注意无菌观念，动作轻柔规范，体现爱护患者的意识。操作结束后告知患者相关注意事项		1分
2. 着装整洁，仪表端庄，举止大方，语言文明，认真细致，表现出良好的职业素质		1分

附表 拆线

【临床情景】 钱女士，44岁。胃癌根治术后第7天，目前需切口拆线
【要求】 请为患者（医学模拟人或模具）切口拆线
【时间】 11分钟

评分标准（全过程任何步骤违反无菌操作原则，一处扣2分）	总分20分	
（一）操作前准备	4分	
1. 戴帽子、口罩（头发、鼻孔不外露）		1分
2. 患者取仰卧位，充分暴露手术切口部位，洗手（口述）		1分
3. 材料准备 两只换药碗（盘）、两把镊子、线剪、适量的70%乙醇棉球和敷料等		2分

		续表
（二）换药过程	12分	
1. 用手移去外层敷料（1分），内层敷料用镊子夹起，并放置在盛污物的换药碗（盘）内（1分）		2分
2. 一把镊子接触伤口，另一把镊子传递换药碗中的清洁物品（2分）。操作过程中，镊子头部应低于手持部，以避免污染（1分）		3分
3. 用70%乙醇棉球消毒伤口周围皮肤2遍		1分
4. 用镊子轻轻提起线结，使原来在皮下的一小段缝线露出，另一手持线剪，贴着皮肤将新露出的缝线剪断		2分
5. 持镊子将缝线抽出，抽线的方向朝向伤口侧		2分
6. 拆线后检查伤口愈合情况，用70%乙醇棉球重新消毒伤口1次		1分
7. 用无菌敷料覆盖伤口并固定。粘贴胶布的方向应与躯干长轴垂直，长短适宜		1分
（三）提问	2分	
1. 头颈部切口一般在术后第几天拆线？ 答：术后第3~5天拆线		1分
2. 拆线时为什么要提起线结，并剪断重新露出的缝线？ 答：皮肤表面的缝线可能有细菌污染，提起线结抽线可避免细菌污染线道		1分
（四）职业素质	2分	
1. 操作前能以和蔼的态度告知患者操作的目的，取得患者的配合。操作中无菌观念强，动作规范，体现爱护患者的意识。操作结束后告知患者相关注意事项		1分
2. 着装整洁，仪表端庄，举止大方，语言文明，认真细致，表现出良好的职业素质		1分

第六章　清创术

> 【学习目的和要求】
> 1. 掌握清创术的基本操作方法。
> 2. 掌握清创术的无菌操作原则。
> 3. 熟悉清创术后处理及观察要点。
> 4. 了解伤口分类及清创时限。

机械致伤因子造成皮肤破损，称为开放性损伤，严重者可伤及深部重要组织，如神经、血管、肌腱、骨骼、内脏等。新鲜开放性损伤均有不同程度的细菌污染，有发生感染的危险，务必及时、正确地采用手术方法清理伤口，修复重要组织，使开放污染的伤口变为清洁伤口，此即为清创术。清创的目的是防止感染，有利于伤口一期愈合。

一、伤口分类

伤口按有无细菌污染及污染的程度分为以下三类。

1. 清洁伤口　通常是指无菌手术的切口，如甲状腺切除术、疝修补术、椎间盘切除术等，经缝合后可达到一期愈合。

2. 污染伤口　指伤口有细菌污染，但未发展成为感染，如8小时内的新鲜开放性损伤。一般通过及时、正确的清创处理，可减少污染，使之成为或接近清洁伤口，行一期缝合。

3. 感染伤口　指伤口出现红肿、渗液乃至脓液和组织坏死等，须经过换药达到二期愈合，如延迟处理的开放性损伤、手术切口感染等。

二、清创时限

开放性损伤初始，细菌仅停留在伤口表面，需经过一段时间繁殖，才侵入组织深部，这段时间称为潜伏期。此期间伤口仅受污染，是清创的最佳时期，通过及时、正确的清创处理，可显著减少伤口感染的发生率。清创时限取决于潜伏期长短，后者与环境温度，伤口的性质、部位，细菌的种类、毒力、数量（污染程度）及伤员局部和全身抵抗力有关。气温高、组织损伤严重、细菌污染重、毒力强，潜伏期短；反之，则潜伏期长。

一般说来，伤后6~8小时的新鲜伤口，经切除染菌创面，彻底清除失去活力的组织、异物、血肿，清洗干净、缝合伤口，绝大多数可达到一期愈合。伤后超过8小时的伤口，感染的可能性增大；超过24小时的伤口，感染难以避免，通常不宜行清创术，因此时细菌已大量繁殖，伤口已感染，清创会破坏已形成的肉芽组织屏障，招致感染扩散。

污染程度是影响清创时限一个十分重要的因素，如果污染严重，伤后3~4小时即可形成感染；相反，如果污染较轻，即便超过24小时，亦可进行彻底清创。此外，环境气温、局部组织血供及组织损伤程度均可影响清创时限，如冬季气温低，超过24小时亦可进行清创；再如，头面部伤口因血供丰富、局部抵抗力强，伤后12小时或更长时间仍可按污染伤口行清创术。

三、麻醉

清创术应在良好的麻醉状态下实施，麻醉的选择视伤口部位及伤员全身情况而定，分别采用臂丛阻滞、硬膜外阻滞或局部麻醉，必要时可选用全身麻醉。

四、清创

开放性损伤在临床上极为常见，必须严格遵循清创的各项基本准则，并按一定的程序、步骤对伤口进行清理、修复，以降低伤口感染率，促使伤口一期愈合。清创的基本程序分3个步骤进行：第一步清洗，第二步清理，第三步修复。

视频：清创缝合术

（一）清洗

1. 皮肤的清洗 先用无菌纱布覆盖伤口，用乙醇或乙醚擦去皮肤油污，更换覆盖伤口的无菌纱布，戴无菌手套，用无菌软毛刷及肥皂液刷洗伤肢及伤口周围皮肤2~3次，每次用大量无菌生理盐水冲洗，每次冲洗后更换毛刷及手套，更换覆盖伤口的无菌纱布，勿使冲洗液流入伤口内，以防加重伤口污染（图6-1）。

2. 伤口的清洗 揭去覆盖伤口的纱布，用无菌生理盐水冲洗伤口，并用无菌小纱布球轻轻擦去伤口内的污物和异物，亦可用1%苯扎溴铵溶液浸泡伤口3分钟。擦干皮肤，用碘酒、乙醇或活力碘在伤口周围消毒后，铺无菌巾准备手术。

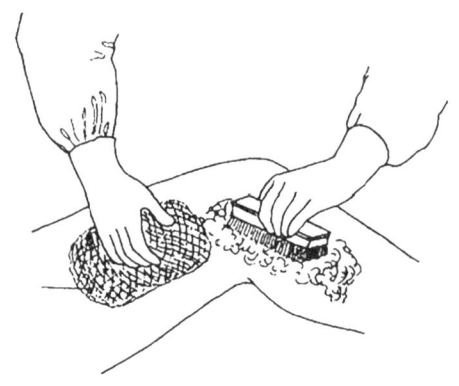

图6-1 刷洗伤口周围的皮肤

（二）清理

术者按常规洗手、穿手术衣、戴消毒手套。要使清创彻底，务必按一定顺序，依解剖层次由浅入深、仔细探查，认真操作，识别组织活力。

1. 皮肤清创 根据皮肤损伤的程度和失去血供的范围，顺一定方向切除已撕裂和挫伤的失去活力的皮肤。对不整齐并有血供的皮肤，沿伤口边缘切除1~2 mm污染区域加以修整（图6-2）。此外，应彻底清除污染、失去活力、不出血的皮下组织，直至正常出血部位为止。皮下脂肪因血供较差，易引起感染，宜多切除一些。对于撕脱伤剥脱的皮瓣，切不可盲目直接缝回原位，因皮瓣失去血供，组织非但不能存活，而且易导致感染，正确处理方法是彻底切除皮下组织，仅保留皮肤，行全厚植皮覆盖创面。

2. 清除失活组织 由浅入深对各种组织进行清创，充分显露潜行的创腔、创袋，必要时切开表面皮肤，一则便于探查，二则便于彻底清除存留于其内的异物、血肿，仔细识别组织活力及血供，对挫裂严重、失去生机、丧失血供的组织，如筋膜、肌肉、肌腱等，应予以彻底清除，尤其是

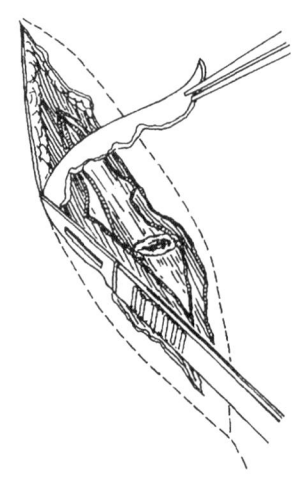

图6-2 皮肤的修整

坏死的肌肉，切勿姑息，应切至出血、钳夹肌组织有收缩反应为止，否则极易发生感染。沿肢体纵轴切开深筋膜，以防组织肿胀、组织内压升高导致组织缺血（图 6-3，图 6-4）。

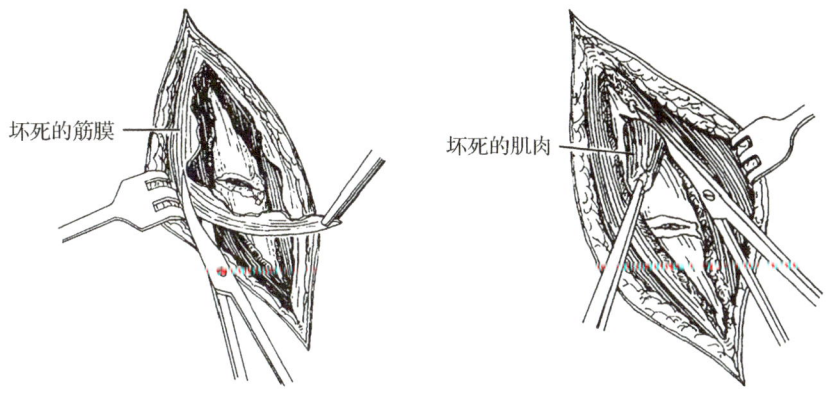

图 6-3　清除坏死的筋膜组织　　　　图 6-4　清除坏死的肌肉

3. 重要组织清创　指血管、神经、肌腱、骨折断端的清创。

（1）血管清创：血管仅受污染而未断裂，可将污染的血管外膜切除。对于完全断裂、挫伤、血栓栓塞的肢体重要血管，则需将其切除后吻合或行血管移植，以保证肢体血供。对于挫伤严重的小血管予以切除，断端可结扎。

（2）神经清创：对污染轻者，可用生理盐水棉球小心轻拭；污染严重者，可将已污染的神经外膜小心剥离切除，并尽可能保留其分支。

（3）肌腱清创：对严重挫裂、污染、失去生机的肌腱，应予以切除；对未受伤的肌腱，小心加以保护。

（4）骨折断端清创：骨皮质污染深度通常不会超过 0.5～1.0 mm，骨松质及骨髓腔渗透可达 1 cm，污染的骨折端可用刀片刮除、咬骨钳咬除或清洗，即可达到清创要求；对于污染进入骨髓腔内者，可用刮匙刮除（图 6-5）。与周围组织失去联系、游离的小骨片酌情将其摘除；与周围组织有联系的小碎骨片，切勿草率地游离除去，因这些小骨片保留有血供，具有活力，有助于骨折愈合。大块游离骨片在清创后用 1‰ 苯扎溴铵浸泡 5 分钟，再用生理盐水清洗后原位回植。若轻易除去过多的小骨片或大块游离骨片，将造成骨缺损，导致骨不连。

4. 再次清洗　经彻底清创后，用无菌生理盐水再次冲洗伤口 2～3 次，然后以 1% 新洁尔灭浸泡伤口 3～5 分钟，杀灭残余细菌。若伤口污染较重，受伤时间较长，可用 3% 过氧化氢溶液浸泡，最后用生理盐水冲洗。更换手术器械、手套，在伤口周围再铺一层无菌巾。

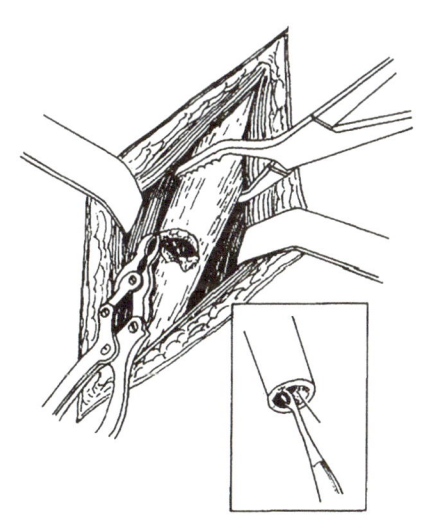

图 6-5　污染的骨髓腔的处理

（三）修复

1. 骨折的整复及固定　清创后应在直视下将骨折整复，若复位后较为稳定，可用石膏托或持续骨牵引行外固定。遇有下列情况者可考虑应用内固定：①血管、神经损伤行吻合修复者，内固定可稳定骨折端，避免骨折端产生异常活动，造成吻合口撕裂、受压。②骨折整复后，断端极不稳定。③多发性骨折、多段骨折。内固定不仅可以维持骨折端良好的对位，恢复正常的解剖关系，消灭死腔，而且可消除断端异常活动，反而有利于控制感染，同时亦便于术后护理。但对损伤、污染严重，受伤时间较长、不易彻底清创者，内固定感染率高，应用时应慎重考虑。一旦发生感染，内固定将成为异物，若不及时取出，会导致感染不愈；反之，则影响固定，断端极不稳定，其后果不仅严重影响骨折愈合乃至出现不愈合，而且可影响其他重要损伤组织的修复。

2. 血管修复　重要血管损伤清创后应在无张力下一期吻合，若缺损较多，可行自体血管移植修复。

3. 神经修复　神经断裂后，力争一期缝合修复，如有缺损，可游离神经远、近端或屈曲邻近关节，使两断端靠拢缝合，必要时（缺损大于 2 cm）行自体神经移植。若条件不允许，可留待二期处理。

4. 肌腱修复　被利器切断、断端平整、无组织挫伤者，可在清创后将肌腱缝合。

5. 伤口引流　清创后均需在伤口低位或作另外切口放置引流，并保持引流通畅。

6. 伤口闭合　伤口闭合与否取决于受伤的时间、组织损伤和污染的程序及清创是否彻底等因素。组织损伤及污染程度较轻，清创及时（伤后 6~8 小时以内）、彻底者，可一期缝合；否则，宜延期缝合伤口。闭合伤口的方法有：直接缝合、减张缝合，有皮肤缺损者行植皮术；若有血管、神经、肌腱、骨骼等重要组织外露者，宜行皮瓣转移修复伤口，覆盖暴露的重要组织。

五、清创要点

（一）术前准备

（1）临床检查：对伤员进行全面、系统的检查，以明确有无休克及合并颅脑、胸腹部严重损伤和四肢大血管损伤，并给予及时急救处理。

（2）四肢开放性损伤，要注意伤口的范围、深度以及是否合并重要的神经、血管、肌腱损伤，是否同时合并骨折，必要时行 X 线摄片检查。

（3）防治体液代谢失衡。

（4）防治感染，合理应用抗生素及破伤风抗毒素。

（二）无菌原则

严格遵守无菌操作原则和规程，重视外科基本操作技术，彻底清洗伤肢和周围健康组织上的污垢和异物。

（三）止血带的应用

对于四肢开放性损伤，除大血管破裂外，原则上不用止血带，理由基于以下几点：①上止血带无法识别组织活力及分辨有血供的健康组织和失去血供的损伤组织；②伤口内组织因缺血，其活力进一步降低；③伤口缺血有助于厌氧菌的繁殖。

（四）清理

依解剖层次由浅入深，仔细探查，认真操作，识别组织活力及血供，彻底清除伤口内血肿、异物及失去活力的组织，尽可能保留重要的血管、神经、肌腱，较大骨片即使已游离，亦应清洗后原位回植。

（五）修复

经彻底清创后，重新消毒铺巾，修复重要的神经、血管、肌腱，合并骨折者，合理选择石膏托、骨牵引或内固定进行固定。皮肤缺损者，可依据患者的全身情况、局部皮肤缺损的大小及部位，采用减张缝合、游离植皮、皮瓣转移等措施修复创面。

（六）止血

严密止血，逐层缝合，避免残留死腔。必要时伤口低位放置引流。

（七）注意术后处理及观察

（1）防治体液代谢和营养代谢失衡，将有助于伤口损伤组织的修复，尤其是严重的开放性损伤。根据血电解质、血红蛋白、血浆蛋白的测定等采取相应措施。

（2）严重大范围开放性损伤，应注意维持呼吸、循环功能及肝肾功能的稳定。

（3）防治感染，合理使用抗生素。

（4）伤肢的观察。对合并神经、血管损伤行修复术者，定期观察伤肢血供、感觉和运动功能，合并骨折进行整复、固定者，应拍摄X线片了解复位情况。

（5）伤口的观察。应检查伤口有无红肿、压痛、渗液及分泌物等感染征象。一般情况下，清创后3~5天体温可达38.5℃左右，如果全身情况稳定，伤口疼痛逐渐减轻，局部无红、肿、热、痛，不须特殊处理；否则，一旦出现感染征象，应拆除部分乃至全部缝线敞开引流。行皮瓣转移修复伤口者，应注意观察皮瓣血供，引流条一般于术后24~48小时取出。拆线可根据伤口部位及愈合情况，于清创术后2~3周拆线，过早拆线有造成伤口裂开的危险。

附表　清创术

【临床情景】　张先生，34岁。事故中右侧大腿软组织损伤1小时。伤口长6cm，深达肌层，有渗血，并有轻度污染

【要求】　请为患者（医学模拟人或模具）行清创术，并单纯间断缝合2针

【时间】　11分钟

评分标准（全过程任何步骤违反无菌操作原则，一处扣2分）	总分20分	
（一）操作前准备	2分	
1. 戴帽子、口罩（头发、鼻孔不外露），洗手（口述）		1分
2. 戴无菌手套		1分
（二）清创、缝合操作过程	14分	
1. 用无菌纱布覆盖伤口，用肥皂水刷洗伤口周围皮肤		1分
2. 移去伤口纱布，用3%过氧化氢溶液及生理盐水反复冲洗伤口，初步检查伤口		2分
3. 脱手套，消毒手臂（口述）		1分
4. 伤口周围皮肤消毒2~3遍，方法规范，范围正确，铺洞巾		1分
5. 戴无菌手套		1分
6. 用2%利多卡因沿切口行局部浸润麻醉		1分
7. 修剪创缘皮肤，去除可能存在的异物及失活组织（2分）。用3%过氧化氢溶液和生理盐水再次冲洗伤口（1分）		3分
8. 缝合操作，缝合手法正确（垂直进针，沿缝针弧度穿出），不留死腔		2分
9. 用70%乙醇棉球消毒伤口周围皮肤（1分）。用无菌纱布或棉垫覆盖伤口，用胶布固定（1分）		2分
（三）提问	2分	
开放性损伤的伤口具备什么条件时可以行一期缝合？ 答：①通常伤后6~8小时内清创都可行一期缝合，如果伤口污染较轻且不超过8~12小时，经彻底清创后可考虑一期缝合（1分）。②头面部的伤口，一般在伤后24~48小时以内经清创后可行一期缝合（1分）		2分
（四）职业素质	2分	
1. 操作前能以和蔼的态度告知患者手术的目的，取得患者的配合。操作时注意无菌观念，动作轻柔规范，体现爱护患者的意识。操作结束后告知患者有关注意事项		1分
2. 着装整洁，仪表端庄，举止大方，语言文明，认真细致，表现出良好的职业素质		1分

动物手术

第二部分

第七章　手术学常用实验动物

医学生在进入临床实习之前都要经历动物手术学训练的教学课程。该课程的主要目的是使学生通过用动物手术模拟人体手术的实习，树立无菌观念，掌握正确的手术基本操作方法，为日后从事临床工作或医学实验研究打下基础。因此，体形适中、结构合理、价格低廉、易于驯服的动物，就成为学生实习的主要对象。了解实习常用动物的生理解剖和术前的麻醉对于学生们顺利完成实习内容将有很大的帮助。目前最常使用的实习动物有犬、家兔和猪，本章将分别予以简要介绍。

一、常用实验动物的应用解剖

（一）犬

犬的腹壁结构与人体的腹壁结构基本相似，尤其适用于练习剖腹术。腹壁剃毛后可显示皮肤及脐部，切开表层为皮下组织，深层为腹膜，表层和深层之间为腹部肌肉，由腹外斜肌、腹内斜肌、腹横肌和腹直肌组成（图7-1）。前3种肌肉形成腹腔的外侧壁，其腱膜分别会合于腹部正中的腹白线并形成腹直肌鞘的内鞘和外鞘，将腹直肌包被起来。腹外斜肌起自最后8或9根肋骨的外面和腰背筋膜，止于腹白线，其纤维向下后斜行。腹内斜肌起自髂结节和腰背筋膜，向前下呈扇形分布止于后部的肋骨上。腹横肌的肌纤维呈横行分布，也止于腹白线。腹直肌位于腹壁的腹侧，胸骨和耻骨之间，沿腹白线两侧呈纵行排列，其肌束上有5条腱划。犬胃与人胃的解剖相似，由贲门、胃底、胃体、胃窦和幽门组成。犬胃的容积较大，中等体型的犬胃容积可达2.5 L。左侧的贲门、胃底和胃体占据胃的大部分体积，呈圆形，右侧的幽门及胃窦较小，呈圆筒状。胃空虚时胃窦可收缩变细。胃大弯的长度约为胃小弯的4倍。故进行胃穿孔修补或胃肠吻合时宜在胃大弯侧操作。犬的肠管比其他动物的肠管短，为体长的3~4倍。小肠分为十二指肠、空肠和回肠，呈袢状盘曲，位于肝和胃的后方，肠壁厚度与人体肠管相似，适合于模拟人体肠道切开或吻合手术（图7-2）。大肠管径与小肠相似，但肠壁上缺乏纵带或结肠袋。盲肠是回肠与升结肠交接部的标志，长6~8 cm，其

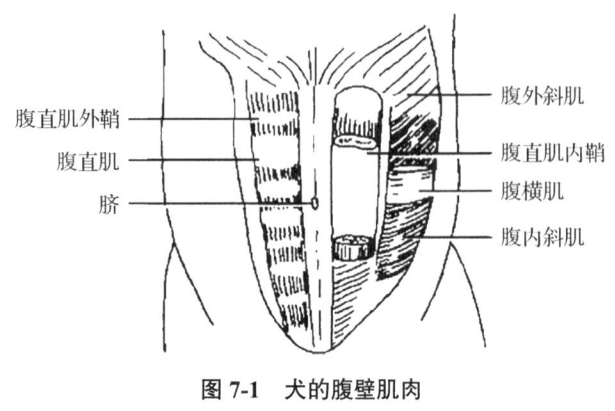

图 7-1　犬的腹壁肌肉

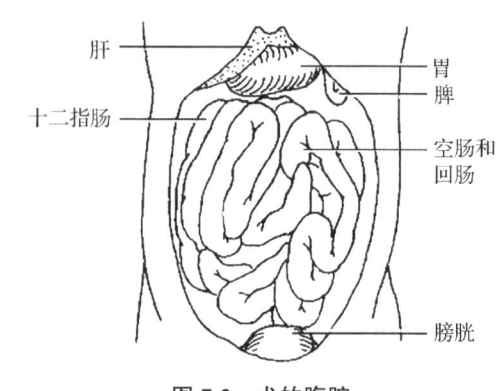

图 7-2　犬的腹腔

尖端一般指向回肠末端的右后方，内径较粗，黏膜内含有许多孤立淋巴结。模拟人体阑尾切除术就是切除此段盲肠。结肠分为升结肠、横结肠和降结肠（图7-3）。

（二）家兔

家兔体形较小，腹壁较薄，剖腹术时不宜用力过猛，以免伤及内脏。兔的腹壁肌肉主要由3层腹肌构成，在腹壁正中线有来自两侧腹肌的腱膜彼此融合形成的腹白线。腹外斜肌位于腹壁的最外层，腹横肌位于腹壁的最深层，腹直肌是一对带状沿腹白线两侧纵行排列的肌肉，在其肌束上有6～8个腱划，起自胸骨外侧，止于耻骨的前缘。家

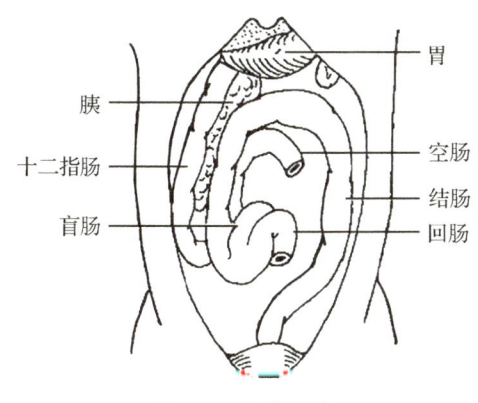

图7-3 犬的肠管

兔的胃为单室胃，胃底较大，形状犹如一个大的马蹄形袋，横卧于腹腔的前部。胃的入口处向左方扩大并向前方稍稍突起，形成一个大的圆顶即胃穹，而胃的出口处较狭长。胃的贲门入口处和幽门出口处彼此靠近，使胃小弯弧径短而胃大弯的弧径长。在胃小弯处的贲门与幽门之间有一垂向胃腔的镰刀状皱襞，由粗大的肌层组成，为胃底部和幽门部分界的标志。兔胃内壁有发达的胃黏膜，而外表附着的大网膜并不发达。可以在胃壁上练习切开及两层吻合法。家兔的肠管较长，可达体长的11倍之多。十二指肠为肠管的起始部，长约60 cm，管腔粗大，呈鲜艳的粉红色。空肠是肠管中最长的一段，可达2～3 m。回肠较短，也没有盘曲。家兔的盲肠较发达，长约60 cm，且粗大呈袋状，占整个腹腔的1/3以上，管腔内面分布着螺旋状突起的皱襞，将盲肠腔分成许多袋，从外表看来，盲肠被分成了许多节段。在盲肠末端移行有长约10 cm、管径变细而无分节的弯曲蚓突，类似人体的阑尾，管壁较厚，部分切除时可以作荷包缝合。回肠与盲肠相连处膨大形成一厚壁的圆囊为家兔所独有。家兔的结肠形态特殊，管径逐渐缩小，在结肠起始部的管壁上还可见到3条肌索带沿结肠纵向

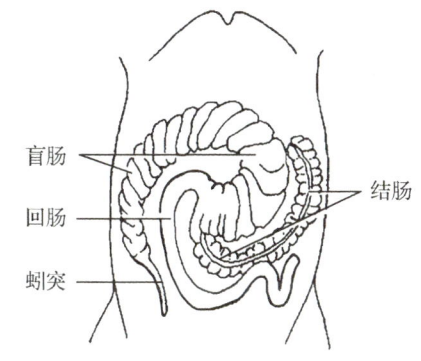

图7-4 兔的肠管

移行，到了远端结肠仅可见1条肌索带（图7-4）。

（三）猪

由于猪为杂食性动物，其消化系统与人类极为相似，所以常常选用适龄（6个月龄左右）小型猪做动物实验研究。一般来说，家养猪比较肥胖，皮下脂肪多，真皮层较厚，不宜用于实习时练习剖腹术，但是猪的某些离体器官可用于练习手术基本操作，如猪肠管适合于练习切开、缝合、吻合等操作。

二、动物的捕捉和固定

（一）犬的捕捉和固定

外科实习用的犬一般都是本地杂种犬，使用前很难将其驯服，常常需要借助一些工具将其捕捉、固定，以免工作人员被咬伤。常用的捕捉工具为犬钳、犬嘴网套，犬颈套杆（图7-5）等。犬

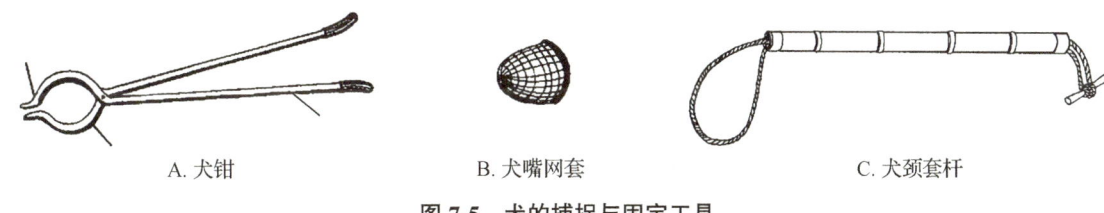

A. 犬钳　　　　　　　　B. 犬嘴网套　　　　　　　　C. 犬颈套杆

图7-5 犬的捕捉与固定工具

钳和犬颈套杆只能套住犬的颈部，可造成窒息，故此，应根据实验犬的大小，选用不同型号的捕捉工具。犬颈被套住后还应给犬戴上网套或用布带捆扎犬嘴（图7-6），并固定犬的四肢。犬嘴网套套上后还要借助吊带绕至耳后打结固定。犬嘴的捆扎方法是先扎紧犬嘴在其颌下打结，再将布带绕至耳后打结固定。

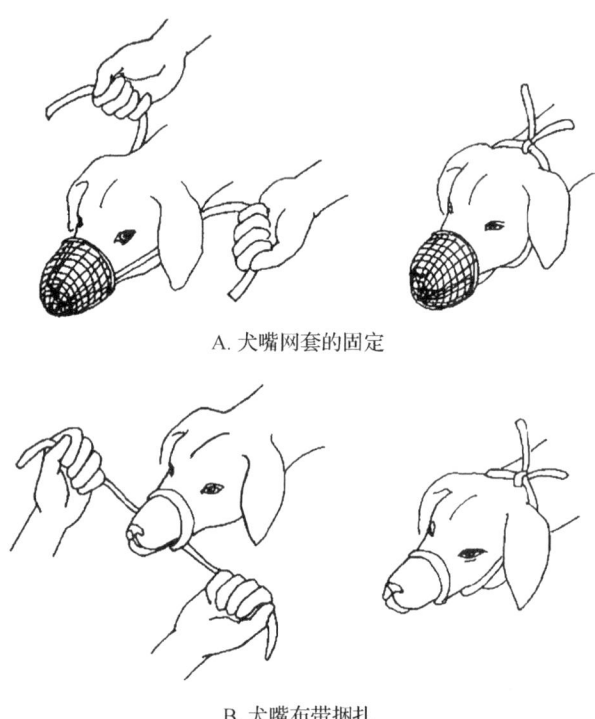

A. 犬嘴网套的固定

B. 犬嘴布带捆扎

图 7-6　犬嘴的固定

（二）家兔的捕捉和固定

家兔性情温驯，容易捕捉，用手制动即可进行麻醉操作，但捕捉时亦应小心，以免造成兔的损伤或工作人员被其抓伤。捕捉时可在靠近家兔后，左手迅速抓住其颈项或背部皮肤并向上提起前肢，右手托起其臀部及后肢，双手轻轻用力即可将兔托起。忌抓兔耳或使用暴力。将家兔轻放在手术台上，四肢套上布带，然后同时提起4条布带，使其仰卧在手术台上，将布带分别固定于手术台的4个角上，即可进行麻醉诱导和手术。

第八章　犬盲肠（家兔蚓突）切除术

【学习目的和要求】
1. 强化训练无菌操作技术。
2. 学习开腹和关腹的手术操作方法。
3. 熟练切开、止血、结扎、缝合，学会荷包缝合。
4. 通过盲肠部分切除术（仿人的阑尾切除术）了解和掌握单纯性阑尾炎切除术的常规操作。

【实验器材】

卵圆钳，布巾钳，组织钳，阑尾钳，手术刀，剪，手术镊，拉钩，直、弯蚊式血管钳，直、弯中号血管钳，持针钳，缝针，丝线，纱布，护皮巾。

实验动物：家兔或犬。

（一）操作步骤（以犬盲肠切除为例）

1. 麻醉、消毒　腹腔麻醉成功后将动物仰卧、平放并绑缚在手术台上，剃去腹部的毛。用 2.5% 碘酊和 75% 乙醇常规消毒、铺无菌巾，用布巾钳固定，加盖孔巾和剖腹巾。

2. 切开腹壁　取右上腹经腹直肌切口，切开皮肤、皮下组织，长约 10 cm，显露腹直肌外鞘，出血点用血管钳钳夹和 1 号丝线结扎止血。切口两侧垫好消毒巾并用布巾钳固定，避免皮肤毛囊的细菌污染切口。在腹直肌外鞘作一个小切口，用中号血管钳将其与腹直肌分离，并用剪刀向上、下延伸剪开，使之与皮肤切口等长（图 8-1）。如选用家兔为实习动物，则开腹较为简单，皮下出血也较少，可以用手术刀一直切至腹膜层。

3. 切开腹直肌　沿腹直肌的肌纤维方向用刀柄将其分开，将出血点逐一结扎。暴露腹直肌内鞘及腹膜。

4. 切开腹膜　用两把血管钳沿横轴线对向交替钳夹提起内鞘和腹膜，检查确定没有内脏被钳夹时，用手术刀切开一小口（图 8-2）。术者和第一助手各持一把弯血管钳夹持对侧腹膜切口边缘，将其提起，用组织剪纵向剪开腹膜，可用长镊子或左手示指和中指插入腹腔，沿切口平行方向将内脏向深面推挤，以免在用剪刀于镊子臂间或指间剪开时损伤内脏（图 8-3）。

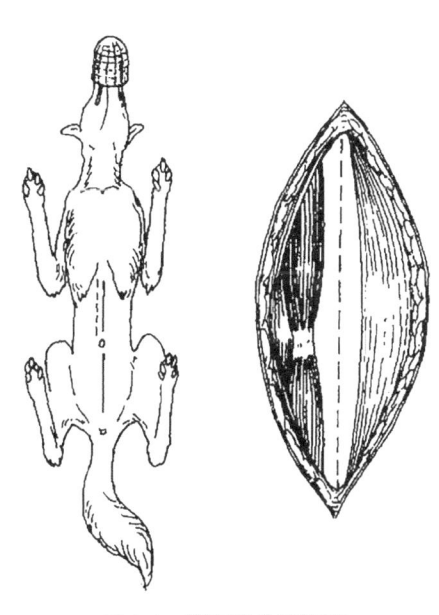

图 8-1　腹直肌分离切开

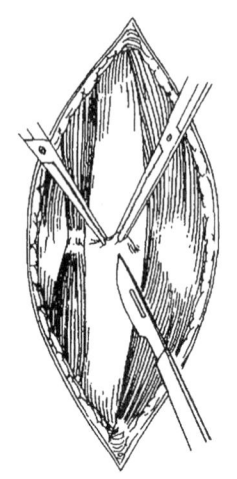 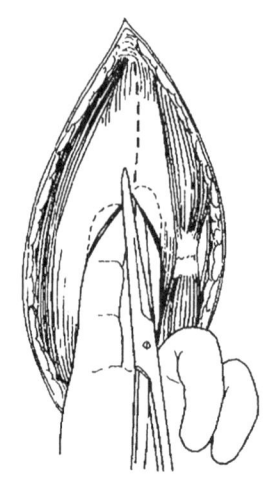

图 8-2 钳夹腹膜并切开　　　　图 8-3 剪开腹膜

5. 护皮　术者左手托着护皮巾伸入腹腔，手背下压内脏，使护皮巾边缘靠近对侧切缘，右手用有齿镊提起腹膜及内鞘，助手左手持有齿镊夹持护皮巾边缘并使之靠近腹膜和内鞘，右手用腹膜钳将护皮巾边缘固定于腹膜和内鞘上，助手与术者交换动作，同法完成另一侧的护皮，以避免腹腔内的液体污染皮下组织导致切口感染。

6. 显露盲肠　打开腹腔后用腹腔拉钩将右侧腹壁切缘拉向右侧，显露右上腹并寻找盲肠（犬盲肠类似于人体阑尾）。盲肠位于右上腹偏中，在肋与脊柱之间，十二指肠和胰腺右支的腹侧，回肠与结肠的交界处，长约 15 cm，呈卷曲状，藉系膜与回肠相连，其颈部变细，近端开口于结肠的起始部，远端呈逐渐变尖的盲端，多呈淡蓝色。寻找盲肠的方法：将大网膜上翻并拉向左上方，在其基部腹腔找寻盲肠。将右上腹最外侧紧靠侧壁的一段自头端向尾端走行的十二指肠提起，提到一定程度时即可见到盲肠位于十二指肠环内胰腺右支的腹面。如果不能迅速找到十二指肠，则可顺着胃的幽门窦将十二指肠提出即可找到盲肠。

7. 分离、结扎盲肠的系膜和血管　找到盲肠后，用血管钳夹住盲肠系膜边缘，提起盲肠，拉出到腹腔外面，充分暴露整个盲肠及其周围的结构，周围用盐水纱布垫好保护组织，从盲肠系膜的远端开始用血管钳分次穿破、钳夹、切断和结扎系膜，在远侧血管钳的内方可用丝线贯穿缝扎（图 8-4），以控制出血。分离系膜时应尽量靠近盲肠，避免损伤回肠的血供，也可先在盲肠的基部分别分离盲肠的内、外侧动脉，各夹两把血管钳，离断缝扎，再将盲肠系膜的内外侧浆膜仔细剪开，这样就可以使盲肠与回肠之间的连接距离变宽，使分次分离结扎盲肠系膜比较方便。在作家兔蚓突切除时，因其蚓突系膜较为游离，所以提起蚓突后很容易逐一分离结扎系膜血管。

8. 结扎盲肠及荷包缝合　于盲肠根部先用直血管钳轻轻钳夹挤压，再用 7 号丝线在压痕处结扎，用蚊式血管钳夹住线结后剪去多余的线尾。在缚线近侧 0.5～1 cm 处用细丝线环绕盲肠作盲肠浆肌层的荷包缝合。作荷包缝合时缝针只穿透浆膜层和肌层，而不穿透肠腔，同时宜将荷包缝合在结肠上，使荷包一侧的边缘恰好位于结肠与回肠交界处，以防残端包埋后阻塞回肠通道。

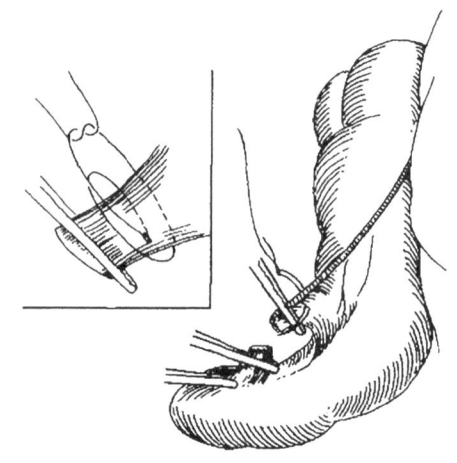

图 8-4 贯穿缝扎盲肠系膜

9. 切除盲肠　盲肠周围用湿纱布垫好，以免切除盲肠时其内容物流入腹腔和涂擦石炭酸时溅到他处。在缚线远侧 0.3~0.5 cm 处用有齿直血管钳或普通的直血管钳钳夹盲肠，用手术刀紧贴直血管钳切除盲肠。盲肠残端顺次用棉签蘸纯石炭酸、70% 乙醇和盐水涂擦消毒和破坏盲肠残端黏膜，以防止术后因黏膜继续分泌液体而形成局限性积液（注意：石炭酸涂于残端黏膜内面，切勿溅到他处引起组织坏死；乙醇和盐水则由残端周边向中心涂擦）。

10. 埋入残端　术者一手将夹持盲肠缚线线结的蚊式血管钳向荷包内推进，另一手用长镊子将荷包旁边的结肠提起，使盲肠的残端埋入荷包内，助手边提线尾，边收紧荷包口结扎荷包缝线（图 8-5）。必要时可外加浆肌层"8"字缝合，将荷包缝线线结而包埋。

11. 术后整理　取出腹腔内手术用物，清理腹腔，确认无活动性出血，清点器械、纱布、针线无误（与术前对数）后，用 4 号丝线作单纯间断或连续缝合腹膜及内鞘，间断缝合腹直肌外鞘，1 号丝线间断缝合皮下组织及皮肤，消毒并盖以无菌敷料，术毕。待动物复苏后送动物房喂养，观察术后改变或有无并发症发生。

图 8-5　荷包缝合包埋残端

（二）注意事项

（1）在切开腹膜时，应用手术镊或弯血管钳将腹膜提起，使腹膜与内脏分开，以免切开腹膜的同时损伤内脏。

（2）在寻找盲肠有困难时，可将动物胃和十二指肠提起，盲肠即位于十二指肠环内。

（3）盲肠系膜可作双重结扎或贯穿缝扎，以免出血影响手术操作。

（4）荷包缝合的大小以刚好包埋盲肠残端为宜。

（5）收紧荷包缝线时要求术者和助手密切配合，在术者将盲肠残端塞入内翻的同时由助手逐渐收紧荷包缝线打结。

视频：兔阑尾切除术

第九章　离体猪肠端-端吻合术

【学习目的和要求】
1. 认识肠壁的解剖关系。
2. 熟悉肠道吻合的基本方法和操作步骤。

【器材】

猪肠、手套、组织剪、线剪、持针钳、肠钳、血管钳、无齿镊、缝合针和线。

（一）操作步骤

1. 熟悉肠壁的组成　黏膜层、黏膜下层、平滑肌层、浆膜层；确认肠壁的系膜缘和对系膜缘。

2. 切开肠壁　用两把肠钳同向夹持一段长 15~20 cm 的离体肠管，两把肠钳间的距离为 6~8 cm，于肠钳之间的肠管中点用直组织剪剪断肠管，助手扶肠钳将分开的两段肠管原位靠拢对齐即为系膜缘对系膜缘，勿使肠管扭转。肠管的吻合有多种缝合方式，不同缝合方式的区别主要在于缝合层次的不同，但是缝合的共同要求是吻合处肠壁应保持内翻，浆膜与浆膜对合，防止肠壁黏膜外翻而影响吻合口的愈合。下文介绍常用的两层缝合法、全层间断内翻缝合及浆肌层间断内翻缝合。

3. 缝合牵引线　分别在两段肠管的系膜缘和对系膜缘，距断端约 0.5 cm 处，用 1 号丝线穿过两肠壁的浆肌层对合缝合一针支持线，打结固定两段肠管，作为定位和牵引用。

4. 后壁全层间断内翻缝合　由肠腔的一侧开始，用缝合针从一侧肠壁的黏膜层穿入，浆肌层穿出，再从对侧肠壁的浆肌层穿入，黏膜层穿出，结扎缝合线，线结打在肠腔内面，同样的方法缝完后壁，缝针的边距和针距以 0.3 cm 为宜。后壁的缝合也可采用单纯连续全层缝合法，缝针先穿过两断端肠管的全层，结扎一次，然后连续缝完后壁再结扎线尾，此法缝针的边距和针距均为 0.2~0.3 cm（图 9-1）；或者采用连续的锁边式缝合（图 9-2），缝针开始与结束的方法与单纯连续缝合法相同，其余的每一针均从前一针的线袢内穿出。

5. 前壁全层间断内翻缝合　缝针由一侧肠壁的黏膜层穿入，浆膜层穿出，再从对侧肠壁的浆膜层穿入，黏膜层穿出，缝合线打结于肠腔内（图 9-3）。浆膜进出针点距离肠管切缘

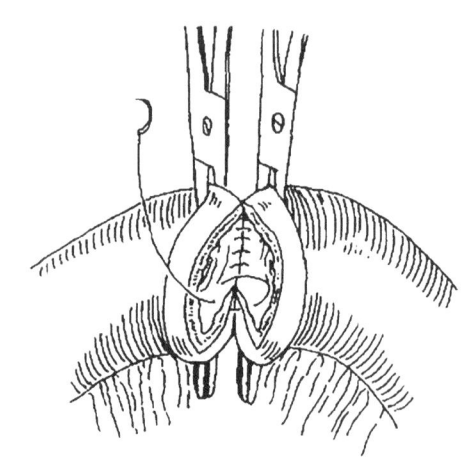

图 9-1　单纯连续全层缝合

约 0.3 cm，黏膜面的进出针点应稍靠近切缘，使浆膜多缝，黏膜少缝，以便黏膜面对拢而浆膜面内翻，有利于吻合口的愈合。同样方法缝合第二针，针距以 0.3 cm 为宜，结扎第二针缝线之前剪去上一针缝线。结扎时助手还要配合将肠壁的边缘内翻，使之翻入肠腔而达到肠壁边缘内翻的目的。另外，其他较常用的前壁缝合方法为全层连续缝合或全层连续水平褥式内翻缝合，即 Connell 缝合（图 4-31）。

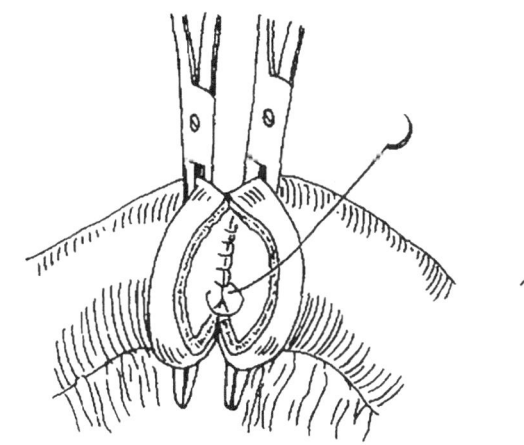
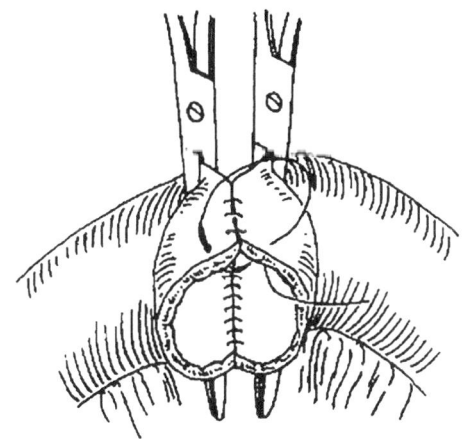

图 9-2　连续锁边式缝合　　　　　图 9-3　前壁全层间断内翻缝合

6. 前、后壁浆肌层间断内翻缝合　完成前后壁全层缝合以后松开肠钳，作前壁浆肌层缝合，较常采用的是间断垂直褥式内翻缝合法（Lembert 缝合）（图 4-28）。缝针距第一层缝线外缘 0.5 cm 处刺入，经黏膜下层潜行，距第一层缝线外缘约 0.2 cm 处穿出，然后至对侧距第一层缝线外缘约 0.2 cm 处刺入，经黏膜下层潜行，距第一层缝线外缘 0.5 cm 处穿出，结扎缝线，肠壁浆肌层自然对合内翻。继续缝合下一针，针距 0.3~0.4 cm。前壁缝合完毕后，将肠管翻面使后壁朝上，以同样方法缝合后壁。浆肌层缝合还可采用间断水平褥式内翻缝合（Halsted 缝合）（图 4-29）或连续水平褥式内翻缝合法（Cushing 缝合）（图 4-30）。

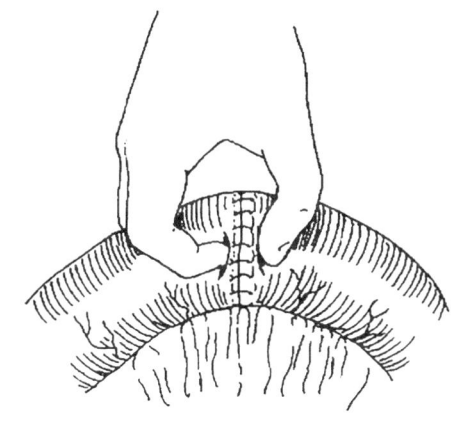

图 9-4　检查吻合口

另外，肠管的吻合也可先缝合吻合口后壁浆肌层，继而作后壁全层的内翻缝合，然后完成前壁全层的内翻缝合，最后作吻合口前壁的浆肌层缝合。

7. 检查吻合口　用手轻轻挤压两端肠管，观察吻合口有无渗漏，如有渗漏，可加缝补针。用拇指和示指轻轻对指挤捏吻合口，检查吻合口是否畅通及其直径大小，以能够通过拇指末节为宜（图 9-4）。

（二）注意事项

（1）肠吻合前要检查肠管的走向，防止肠管在扭曲的情况下作吻合。

（2）浆肌层缝合必须包含黏膜下层，因为大部分肠管张力位于此处，但进针不能过深，以免缝合针穿透肠壁。

视频：离体肠吻合术

（3）不同的肠吻合方法均要求做到吻合处肠壁内翻和浆膜对合。当内翻缝合拉紧缝合线时，应将黏膜准确翻入肠腔内，否则黏膜外翻将影响吻合口的愈合；要使浆膜面对合准确，吻合的肠壁间不应有脂肪或其他组织。

第十章　胃肠壁伤口修补术

【学习目的和要求】

1. 熟悉犬胃肠穿孔动物模型的制作。
2. 掌握犬胃肠穿孔修补的步骤和注意事项。

【器材】

手套、手术衣、麻醉药、等渗盐水、敷料、无菌巾单、手术刀、手术剪、血管钳、肠钳、手术镊、持针钳、缝合针、缝合线、甲状腺拉钩等。

（一）操作步骤（实验动物可用家兔代替犬）

1. 犬胃穿孔模型制作及胃穿孔修补术

（1）钳夹、绑缚犬后采用腹腔麻醉或吸入麻醉。麻醉成功后将犬仰卧固定于手术台上。腹部脱毛、消毒、铺巾。

（2）开腹：取前腹正中切口逐层切开皮肤、皮下组织、腹白线和腹膜。

（3）制作胃穿孔模型：用甲状腺拉钩向两侧牵开腹壁，显露犬的前腹腔器官，找到犬胃，提起胃体前壁，用等渗盐水纱布保护周围组织，以防切开胃壁时胃内容物流入腹腔造成污染。在胃体前壁中央"无血管区"用尖刀反挑式切开一直径约 1.0 cm 的小口，深达胃腔，常可见胃内容物流出。

（4）清理腹腔：吸净或用纱布拭净胃腔内及污染腹腔的胃内容物。检查胃穿孔处有无活动性出血，如有活动性出血，可用 1 号丝线结扎或缝扎。

（5）穿孔修补：用 4 号或 1 号丝线距穿孔边缘约 0.5 cm 全层间断缝合穿孔，缝线方向与胃纵轴平行，针距 0.3～0.5 cm，轻柔结扎。有时取邻近大网膜组织覆盖于穿孔，再用上述修补缝线打结固定（图 10-1）。

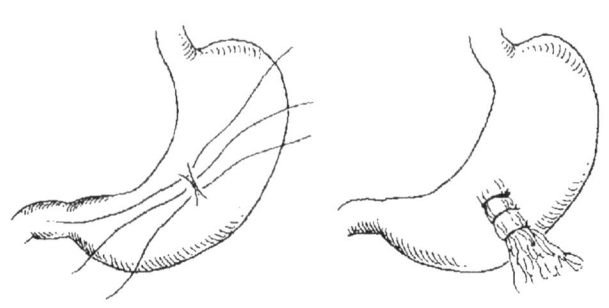

图 10-1　犬胃穿孔修补术

（6）将犬胃放回其原来的位置，检查清点器械、敷料无误，用4号丝线逐层缝合腹壁组织，关闭腹部切口。

2. 犬小肠穿孔模型制作及穿孔修补术

（1）麻醉成功后，常规放置、固定实验犬，手术野剃毛、消毒、铺巾。

（2）取前腹正中切口，按剖腹步骤逐层切开腹壁。

（3）提出一段长约10 cm的小肠袢，周围以等渗盐水纱布保护，用两把肠钳夹住一段肠管，在小肠对系膜缘用尖刀切开一直径约1.0 cm的小口，深达肠腔，制成小肠穿孔模型。

（4）沿肠纵轴方向，用1号或4号线间断内翻缝合穿孔部全层肠壁，针间距0.3~0.5 cm。撤除肠钳，用1号丝线沿肠纵轴方向间断垂直褥式内翻缝合穿孔部浆肌层（图10-2）。

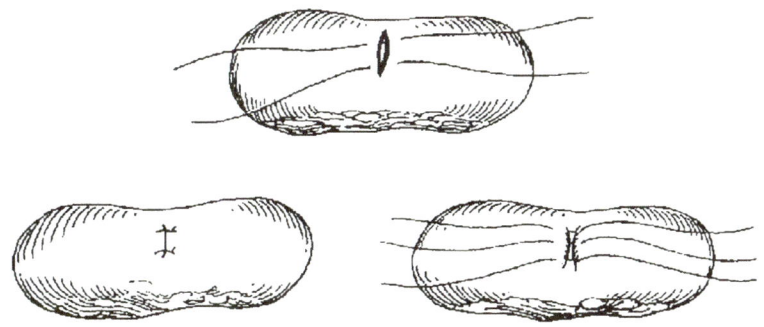

图10-2　犬小肠穿孔修补术

（5）撤除肠管周围生理盐水纱布，将肠管放回腹腔，清点器械、敷料无误，逐层缝合关闭腹部切口。

（二）注意事项

（1）全层缝合胃或肠壁时注意勿缝及穿孔对侧的胃或肠壁，以免导致术后梗阻。

（2）小肠穿孔修补时，缝线方向应与肠纵轴的方向平行，否则易于引起肠腔狭窄。

（3）胃穿孔修补使用大网膜覆盖穿孔时，不应影响大网膜血液循环，以免引起大网膜坏死。

视频：兔胃穿孔修补术

第十一章　脾切除术

【学习目的和要求】

1. 强化训练无菌操作技术。
2. 学习开腹和关腹的手术操作方法。
3. 学习处理大血管的方法。
4. 学习实质性脏器切除的方法。

【器材】

手术刀、手术剪、手术镊、拉钩、蚊式血管钳、中号血管钳、布巾钳、组织钳、持针钳、缝针、丝线、纱布、手术巾等。

（一）操作步骤

1. 麻醉、消毒　腹腔麻醉成功后，将动物仰卧平放、绑缚在手术台上，剃去腹部的毛。用 2.5% 碘酊和 75% 乙醇常规消毒、铺巾，用布巾钳固定四角后，加盖孔巾或剖腹巾。

2. 切开腹壁　取前腹部正中切口，切口从剑状软骨向下延伸，长 8~10 cm。切开皮肤、皮下组织后，即可见到腹白线，仔细结扎出血点。用两把血管钳于腹白线两侧的腱处提起，用手术刀在腹白线上切开一小口进腹腔，术者和助手各持一把小血管钳夹持对侧腹壁切口边缘，将其提起，使腹壁和腹腔脏器分开，直视下用组织剪沿腹白线剪开腹壁，使之与皮肤切口等长。剪开时注意避免损伤腹腔脏器。

3. 暴露脾　助手用拉钩将切口向左侧牵拉，即可见到长而狭窄、形似镰刀状的脾，脾的活动性很大，很松弛地附着在大网膜上。术者用左手小心将脾提出切口外，右手持组织剪剪开脾周围无血管的韧带，这时可清楚地看到脾蒂部由两层腹膜包绕，近脾门处脾动、静脉分成许多血管进入脾实质。

4. 切除脾胃韧带　在脾胃韧带的无管区剪一小口，小心剪开无血管的脾胃韧带，有血管的地方用血管钳钳夹后切断并结扎（图 11-1）。如脾的上下端有韧带粘连，也可用血管钳夹住，在两钳间切断后结扎。

5. 预扎脾动脉　在脾动脉主干部位，用镊子提起其表面包被的腹膜，组织剪剪开后显露脾动脉，游离脾动脉约 1 cm，先用血

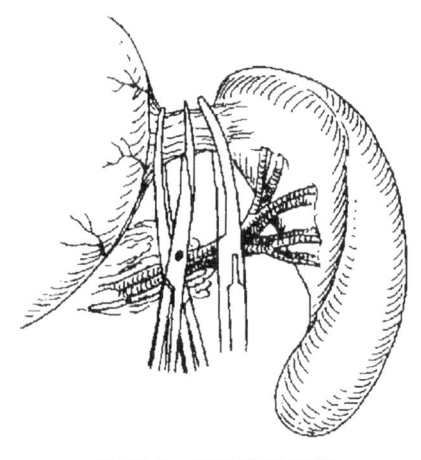

图 11-1　切除脾胃韧带

管钳带 4 号丝线结扎，暂不切断（图 11-2）。脾因动脉供血阻断，而静脉回流通畅，形成所谓血液"自体回输"，脾将会变软、变小。

6. 移出脾 将脾轻轻翻向右侧，显露脾门后方，用手指或小盐水纱布仔细分离脾蒂和胰腺间的粘连。术者用左手示指和中指绕过脾蒂后方将其勾起，右手持中弯血管钳钳夹脾蒂，近端用两把，远端用一把，靠近远端用弯钳切断脾蒂，移出脾（图 11-3）。脾蒂断端近侧用 4 号丝线结扎后，远侧用 1 号丝线贯穿缝扎。

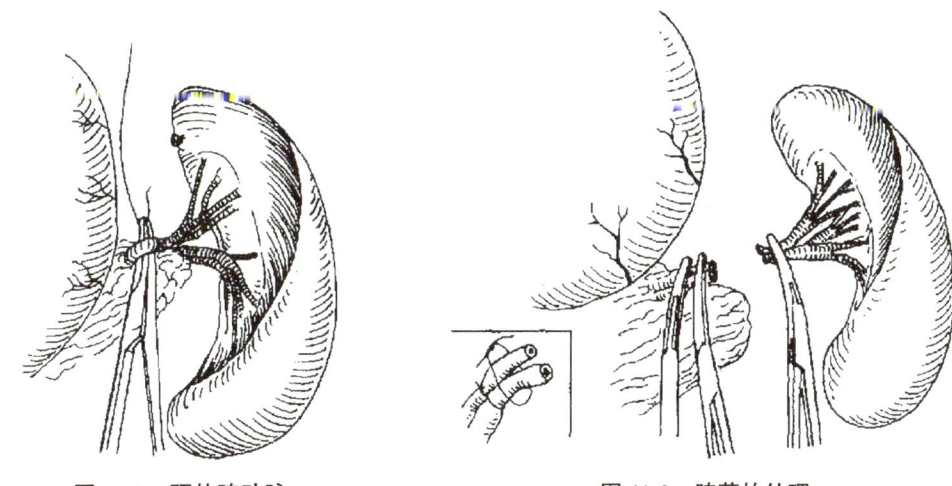

图 11-2　预扎脾动脉　　　　　图 11-3　脾蒂的处理

7. 术后整理 检查确定脾蒂部无活动性出血，清点纱布、手术器械无误后，可以开始逐层关闭腹部切口。

（二）注意事项

（1）打开腹腔时，注意不要损伤腹腔内的脏器，特别是肠管。为避免损伤肠管，也可先于切口下垫生理盐水纱条，使切口和内脏隔开，再用剪刀剪开。

（2）犬脾活动性很好，一般较容易提到切口外面，移动脾时，注意手法要轻柔，以免撕破脾。游离脾动脉时，要小心轻柔，避免损伤脾静脉导致出血。

（3）游离脾蒂时，注意不要损伤胰腺。

第十二章　胃大部切除术

【学习目的和要求】

1. 综合练习外科基本操作。
2. 掌握犬胃大部切除术的操作步骤。

【器材】

胃大部切除手术的常规器械，通常打包在一起为胃手术包，其他还备有腹部牵开器等。

（一）操作步骤

1. 动物准备　捕捉、麻醉家犬，戴上犬嘴网套。

2. 手术体位　将实验犬仰卧于手术台上，用布带（或绷带）套扎固定四肢，注意不要过紧，以免勒伤。

3. 皮肤准备　以15%的硫化钠溶液为脱毛剂（10 ml/cm^2）脱去犬腹部被毛。用清水冲洗、拭干，手术野皮肤常规消毒和铺巾。

4. 手术步骤

（1）切口：取剑突与脐之间的上腹部正中切口，依次切开皮肤、皮下组织、腹白线、腹膜前脂肪和腹膜。

（2）腹腔探查：手术人员洗手，探查腹腔，观察胃及其相邻器官的解剖。犬的胃底和胃体较大，几乎呈圆形；幽门部较小，呈圆筒状。胃大弯比胃小弯约长4倍。十二指肠位于肝下。胃和十二指肠的血供与人体相似。

（3）切开胃结肠韧带：牵开器显露手术视野。术者手衬湿纱布垫，向上提起胃体，助手同时将横结肠向下牵拉，在右侧胃结肠韧带（大网膜）的无血管区将其剪开（图12-1）。识别胃后壁、胰腺组织和横结肠系膜中的结肠中动脉。

（4）游离胃大弯：以剪开的胃结肠韧带为起点，向左沿胃大弯、胃网膜血管弓下方（血管弓外）切断左侧胃结肠韧带。操作过程一般为：在胃网膜血管弓网膜支的左右两侧，用血管钳各截一小洞，然后手术者和助手各持一把血管钳，分别钳夹血管远近段，将其切断、结扎。依次左行，直至胃网膜左、右血管交汇处。也可在胃体和胃网膜血管弓之间切断胃结肠韧带，又称"血管弓内操作"（图12-2）。

（5）切断胃网膜右血管：同上步骤，依次向右，分段切断右侧胃结肠韧带，直至幽门右侧。于幽门下方将胃网膜右血管分离出来，并在其根部切断，近端双重结扎（图12-3）。此步操作在分离胃结肠韧带与横结肠系膜之间的粘连时要细致、耐心，注意切勿损伤横结肠系膜中的结肠中动脉。

（6）切断胃右血管：将胃向下牵拉，在距胃小弯约 2 cm 处的无血管区将肝胃韧带剪开，并由此向右，分段切断肝胃韧带，直至幽门右侧。仔细触摸，一般可触及胃右动脉搏动，钳夹、切断，近端双重结扎（图 12-4）。

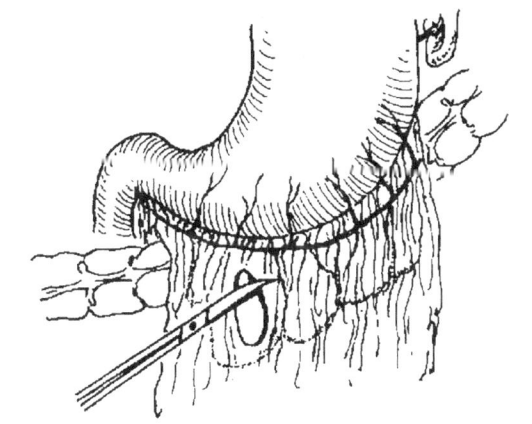

图 12-1　切开胃结肠韧带

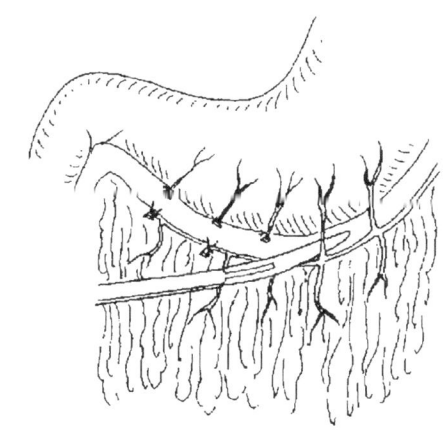

图 12-2　血管弓内操作，切开胃结肠韧带

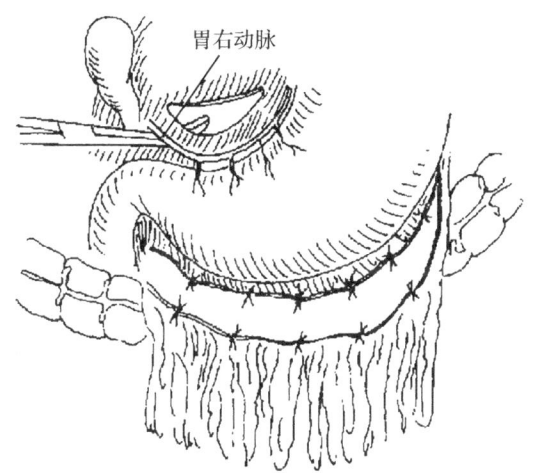

图 12-3　切断结扎胃网膜右动脉

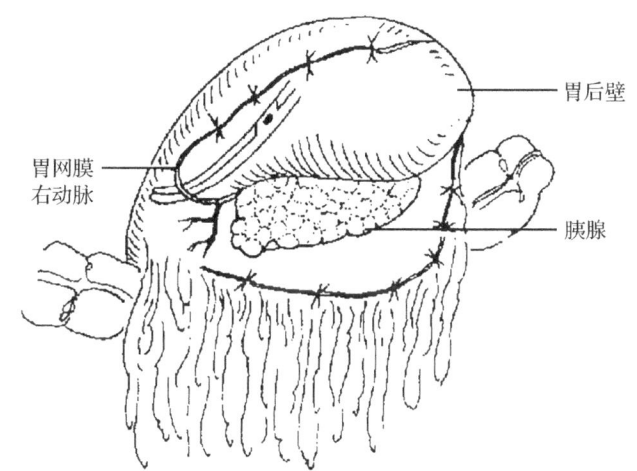

图 12-4　切断胃右动脉

（7）游离并切断十二指肠：游离十二指肠 2.0~3.0 cm。注意紧贴十二指肠上、下缘及后壁，用蚊式血管钳仔细分离，避免大块组织钳夹，否则可能损伤肝外胆管、胰腺组织等。在预定十二指肠切断线两侧，各夹一把 Kocher 钳，钳尖一致指向小弯侧，两钳一般至少相距 0.5 cm。准备好吸引器，手术刀紧贴胃侧 Kocher 钳切断十二指肠，两断端分别用 0.1% 的碘伏消毒。用纱布垫将胃侧断端包裹，置于一旁。将十二指肠断端牵引向右前方，进一步分离十二指肠上、下缘及后壁与周围组织之间的粘连，逐一结扎进入十二指肠的小血管，使十二指肠有足够的游离断端，保证吻合时无张力（图 12-5）。

（8）切断胃网膜左血管：将游离好的十二指肠包以纱布垫置于一旁。将胃向左上牵拉，在胃网膜左、右血管交汇处（此处由血管弓分布至胃体上的胃支间距明显加大）向左，于胃网膜左动脉第一个胃支的左侧，切断胃网膜左动脉（图 12-6）。由此处向胃小弯做垂直线，即为胃的预定切除线。将切除线大弯侧残余的胃结肠韧带组织自胃体上分离清除干净，使浆膜面光滑。

（9）切断胃左血管分支和游离胃小弯：将胃向上翻转、提起，分离胃后壁与胰腺间的少许粘

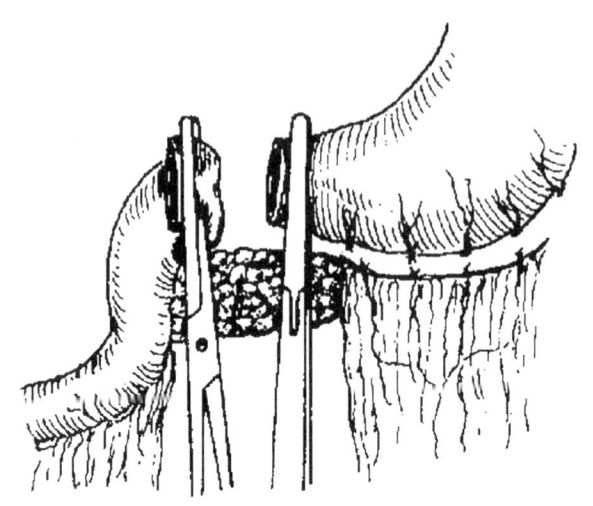

图 12-5 切断十二指肠

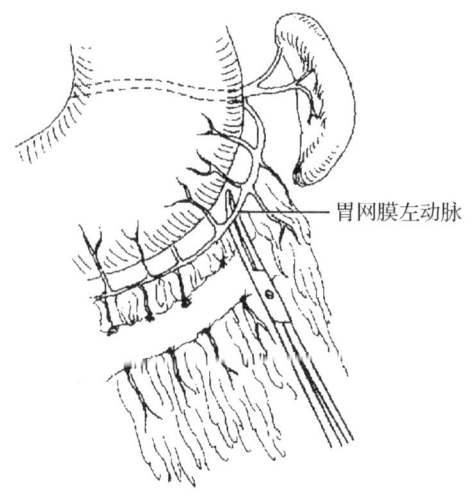

图 12-6 切断结扎胃网膜左动脉

连,可见显露出的胃左血管(图12-7)。靠近胃小弯,将肝胃韧带的后层腹膜剪开,分离出胃左动脉后支发出的胃支,切断,结扎。然后将胃向右下牵拉,再分离出胃左动脉前支发出的胃支,逐一切断、结扎,即将胃小弯游离。注意自胃体上分离清除干净预定胃切除线小弯侧附近残留的胃结肠韧带组织,使浆膜面光滑。

(10)切除胃:切除胃之前,试将预定切除部位拉至十二指肠残端处,应无任何张力。由于残胃与十二指肠是端端吻合,所以,自大弯侧量起,残胃端开口的直径应与十二指肠腔径相近。在胃预定切除线的两侧各夹一把肠钳,钳尖一致指向小弯侧。准备好吸引器,手术刀贴近切除线远侧肠钳,自小弯向大弯侧切开,每切开1 cm,即用4号线将切开处保留胃侧的前后壁作全层缝合关闭,边切边缝,直到自大弯侧量起,残胃开口与十二指肠的腔径相近。再在全层间断缝合过的部位,加一层浆肌层间断缝合(图12-8),小弯侧残胃角以半荷包包理。

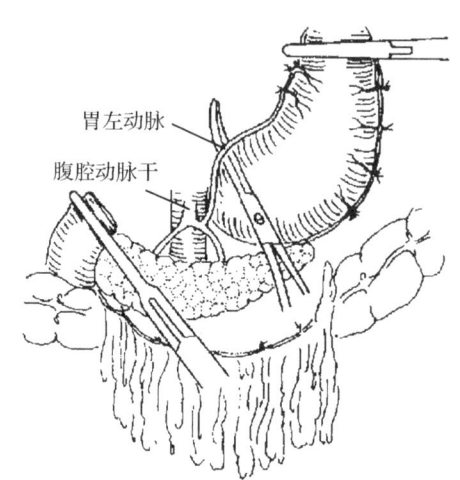

图 12-7 切断结扎胃左动脉

(11)胃黏膜下层止血:用上述两种方法之一处理胃残端后,将切除线远侧肠钳左侧的胃前壁浆肌层切开,显露黏膜下层血管,紧靠保留胃侧组织,用圆针、细丝线将其缝扎。然后翻转胃,再将胃后壁的黏膜下层血管缝扎。于胃切除部位的下方垫一纱布垫,准备好吸引器,用手术刀在进行了黏膜下层止血的部位将胃完全切断,移去标本。近侧胃残端以1%的碘伏消毒。

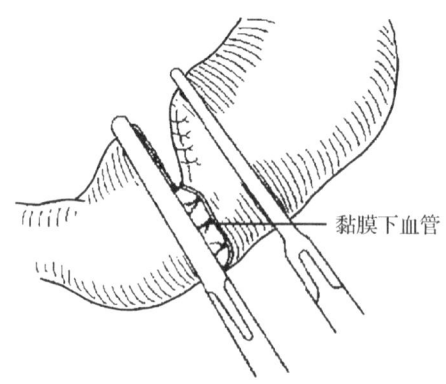

图 12-8 胃切除,小弯侧残胃已缝合

(12)残胃与十二指肠的吻合:在吻合前,若发现端端吻合张力大,则可将十二指肠降部外侧的腹膜切开少许,作适当游离。若仍有张力,则可改行胃空肠吻合(Billroth Ⅱ式)。吻合第一层:将胃后壁的浆肌层与十二指肠后壁浆肌层作间断缝合;第二层:将胃后壁的浆肌层与十二指肠后壁全层作间断缝合;第三层:将胃前壁的全层与十二指肠前壁全层作间断缝合;第四层:将胃前壁浆肌层与十二指肠前壁浆肌层作间断缝合。此吻合法可防止吻合口狭窄和减少吻合口张力。各层间断缝合时，最好等份分段进行，即吻合口牵引线缝合后的第一针缝在吻合口中点，然后再缝一边的中点，依次类推，使之吻合整齐、可靠。最后行荷包缝合，包埋残胃与十二指肠吻合口小弯侧的"危险角"（图12-9）。也可用吻合器进行胃十二指肠吻合。吻合完毕后，术者用拇指、示指对捏吻合口，检查其是否够大，保证吻合口通畅。

（13）关腹：清点器械、敷料数目，正确后依次关腹。

（二）注意事项

（1）行腹腔内麻醉时，要注意避免刺伤内脏和误注入可能高度充盈的膀胱内。

（2）为避免损伤邻近重要器官，游离十二指肠时，操作上要尽可能靠近十二指肠壁，且游离范围不宜过大，以免影响血液供应。对任何管状结构，在未明确性质前，切不可贸然钳夹、切断。

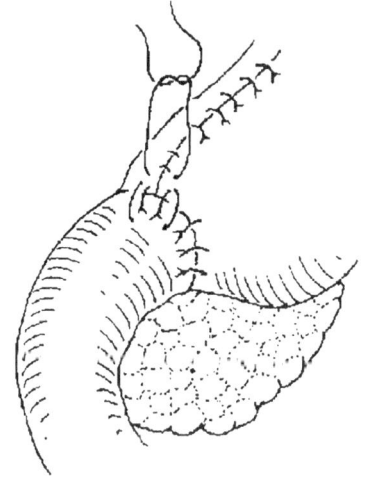

图12-9　胃十二指肠吻合

（3）在预定胃切除线时，须先将预定切除的部位向十二指肠实际拉拢一下，以保证残胃与十二指肠吻合后没有任何张力。

（4）游离胃大弯时，对胃或大网膜的过度牵拉，会造成脾被撕裂、出血。如果出现这种情况，可先用明胶海绵或大网膜填塞、缝合脾的裂口。若止血效果仍不满意，则应当即选择脾切除。

参考文献

[1] 陈孝平,张英泽,兰平.外科学[M].10版.北京:人民卫生出版社,2024.
[2] 吴孟超,吴在德.黄家驷外科学[M].8版.北京:人民卫生出版社,2021.
[3] Courtney M. Sabiston Textbook of Surgery[M]. 18 th ed. Philadelphia:Saunders,2007.
[4] 罗英伟,徐国成,张青.普通外科小手术图解[M].沈阳:辽宁科学技术出版社,2012.
[5] 马跃美.外科手术学基础[M].北京:人民卫生出版社,2012.

i